家常饮食巧用心
小儿常见病不发愁

主　编　甘智荣

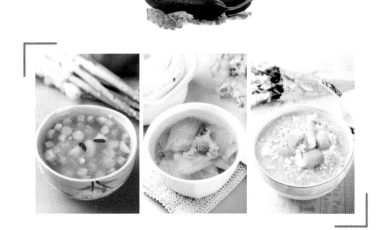

吉林科学技术出版社

图书在版编目（CIP）数据

小儿常见病不发愁 / 甘智荣主编 . — 长春：吉林
科学技术出版社，2015.6
（家常饮食巧用心）
ISBN 978-7-5384-9319-1

Ⅰ . ①小… Ⅱ . ①甘… Ⅲ . ①小儿疾病－常见病－食
物疗法－食谱 Ⅳ . ① R247.1 ② TS972.162

中国版本图书馆 CIP 数据核字 (2015) 第 124971 号

小儿常见病不发愁

XIAO'ER CHANGJIANBING BU FACHOU

主　　编　甘智荣
出 版 人　李　梁
责任编辑　孟　波　李红梅
策划编辑　成　卓
封面设计　伍　丽
版式设计　成　卓
开　　本　723mm×1020mm　1/16
字　　数　200千字
印　　张　15
印　　数　10000册
版　　次　2015年7月第1版
印　　次　2015年7月第1次印刷

出　　版　吉林科学技术出版社
发　　行　吉林科学技术出版社
地　　址　长春市人民大街4646号
邮　　编　130021
发行部电话/传真　0431-85635177　85651759　85651628
　　　　　　　　　　85677817　85600611　85670016
储运部电话　0431-84612872
编辑部电话　0431-86037576
网　　址　www.jlstp.net
印　　刷　深圳市雅佳图印刷有限公司

书　　号　ISBN　978-7-5384-9319-1
定　　价　29.80元

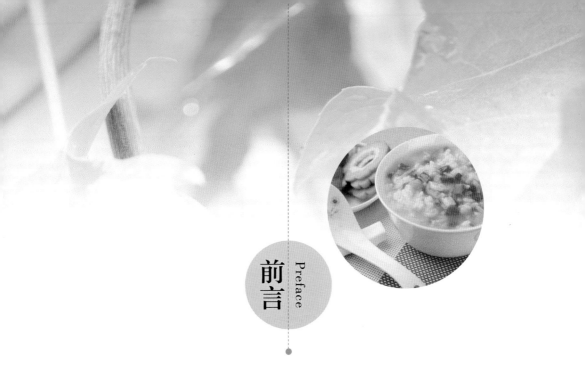

孩子从哇哇落地到渐渐长大，生活中的每个细节都牵动着父母的心。怎样才能让孩子健康无忧地成长，永远是父母最关注的话题，可是在孩子漫长的成长过程中，不期而遇的疾病总是会让家长们头疼不已。据不完全统计，通常儿童每年会感冒6～8次，至于其他可能出现的诸如消化道疾病、传染性疾病等，更是防不胜防。

你可能知道，孩子打喷嚏、流鼻涕是感冒的前兆，但是你知道孩子老爱发热、咳嗽也有可能是积食引起的吗？你知道孩子咳嗽、腹泻、厌食的不同症状和饮食调理方法吗？孩子生病了，究竟吃什么可以帮助缓解病情呢？诸如此类的问题，你是不是也经常遇到，且常常感到束手无策呢？孩子的健康无小事，生病就医自然毋庸置疑，但是药物及其他的治疗手段只是帮孩子解决眼下的难题，而真正影响并对孩子的健康起作用的是日常的饮食调养和护理。父母如果能够掌握一些基本的疾病预防及家庭护理知识，就能够及早发现病情，用一些简单、安全、有效的方法帮助孩子缓解不适症状。

本书将儿童成长过程中易患的各种常见疾病按呼吸系统疾病、消化系统疾病、营养性疾病等进行系统分类，深入浅出地讲解其典型症状、饮食调养和预防护理等内容，并重点推荐200多道简单有效的对症食疗方，所选食材不仅易买且又符合儿童健康的营养需求，做法快捷易操作，更有详细的步骤指导和同步视频教学，帮助你花最少的时间，做出更多美味菜肴。

用心的家长还可在"掌厨"APP中获取到更多海量内容，举一反三，根据孩子的身体情况进行灵活调整和自由搭配，让即便是没有很多养育经验的你，也同样能做出令孩子胃口大开的营养膳食，让孩子吃出抵抗力，养出好身体。

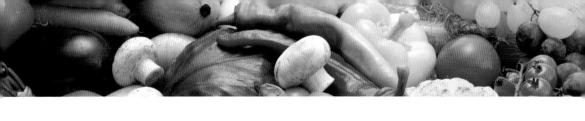

目录 contents

Part1 妈妈巧用心，孩子健康有保障

Part2 妈妈巧用心，呼吸系统疾病不发愁

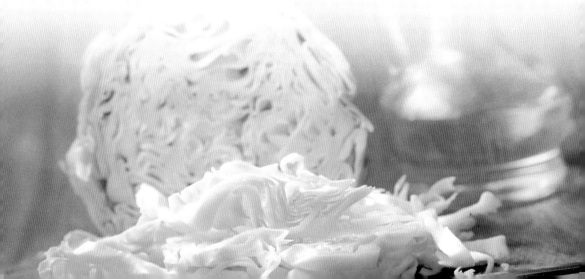

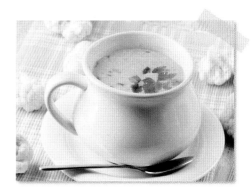

Part3 妈妈巧用心，消化系统疾病不发愁

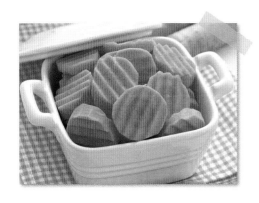

Part4　妈妈巧用心，营养性疾病不发愁

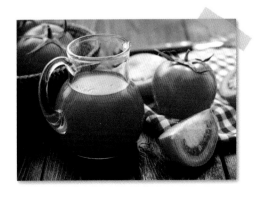

Part5 妈妈巧用心，传染性疾病不发愁

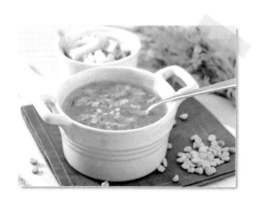

Part6 妈妈巧用心，泌尿系统疾病不发愁

Part7 妈妈巧用心，其他小儿常见病不发愁

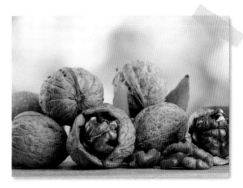

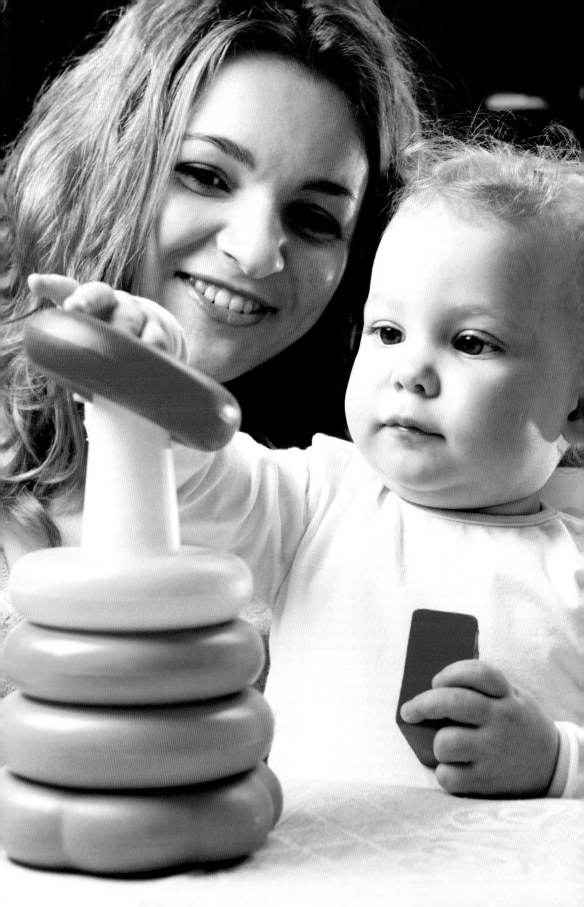

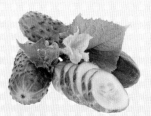

妈妈巧用心，
孩子健康有保障

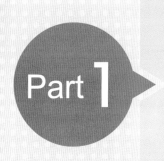

Part 1

　　在父母眼里，孩子永远都是那个"含在嘴里怕化了，捧在手里怕碎了"的宝贝儿。一旦有个头疼脑热、咳嗽、流鼻涕，父母们更是像热锅上的蚂蚁，急得团团转：怎么办？上医院？吃药？打点滴？……药物治疗见效虽快，但长此以往会让病菌形成耐药性，降低孩子的免疫力。有没有一种方法既能减轻孩子的各种不适症状，又能从根本上增强孩子的免疫力，防患于未然，让孩子少生病呢？接下来我们一起去探索问题的答案吧。

儿童健康的重要营养素

健康离不开营养素的合理供给，影响儿童健康成长的营养素有很多，且每种营养素都有其独特的功效，如何帮孩子合理摄取重要的营养素，健康度过每一天，正是我们下面将要解决的问题。

01 碳水化合物 机体的主要成分

碳水化合物是人体需求量最大的一种营养素，其最主要的作用是给机体提供能量，起到保持体温、促进新陈代谢、驱动肢体运动和维持大脑神经系统正常功能的作用。同时，未精炼的碳水化合物，还能提供纤维素。通常，2岁以上儿童每日膳食中碳水化合物的摄入量占总热量的55%～65%。保证充足的碳水化合物摄入，对儿童的健康是非常重要的。

碳水化合物的主要来源：蔗糖、小麦、大麦、燕麦、大米、糙米、高粱等。

02 脂肪 能量的提供者

脂肪是机体的第二类功能营养素，其

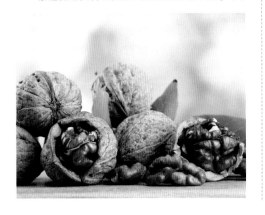

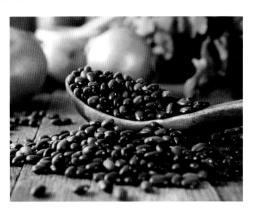

主要功能是供给热量及促进维生素A、维生素D、维生素E、维生素K的吸收，并维持机体正常体温、保护内脏。饱和脂肪酸和不饱和脂肪酸是脂肪的主要组成部分，其中不饱和脂肪酸在人体内不能合成，必须由食物供给。6个月以内的宝宝，每日脂肪供给为总能量的45%～50%；6个月至2岁的宝宝，每日脂肪供给为总能量的35%～40%；2岁以上的儿童，每日脂肪供给为总能量的30%～35%。

脂肪的主要来源有：猪肉、牛肉、羊肉、鸡肉、鸡蛋、食用油及坚果类食物。

03 蛋白质 生命的载体

蛋白质是人体结构的主要成分，是构成人体细胞、组织和器官的主要原料，儿童的生长发育离不开蛋白质。在体内新陈代谢过程中起催化作用的酶、调节生长的各种激素以及具有免疫功能的抗体都是由蛋白质构成的，蛋白质还参与孩子新组织的生长和受损细胞的修复。儿童每日由蛋白质提供的热量占每日总热量的8%～15%。

蛋白质的主要来源：鸡蛋、牛奶、鱼类、瘦肉等动物性食物，大豆及其制品。

04 维生素 生命元素

维生素既不参与构成人体细胞，也不为人体提供能量，但是，维生素在人体的生长、代谢及发育过程中，发挥着非常重要的、不可或缺的作用。大部分维生素都无法自身产生或合成，需要通过食物摄取。对儿童健康具有重要作用的维生素有：

维生素A

维生素A是脂溶性维生素，有两种存在形式，一是前维生素A，称为视黄醇；二是维生素A原，称为胡萝卜素。维生素A具有预防呼吸道感染，促进儿童生长发育，强健骨骼，保持毛发、皮肤、牙齿和牙龈健康及保护视力等作用。可以通过摄入动物肝脏、蛋黄、绿叶蔬菜、胡萝卜、南瓜等食物补充维生素A。

维生素C

维生素C对胶原质的形成很重要，胶

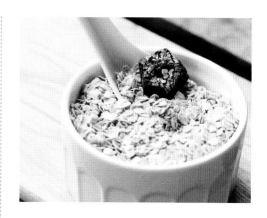

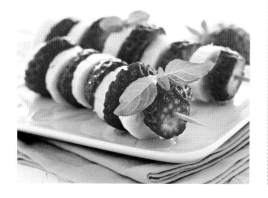

原质是组成骨骼、软骨和结缔组织的主要要素，对儿童组织细胞、牙龈、血管、骨骼及牙齿的发育和修复至关重要，还能促进人体对铁的吸收，起到增强免疫力的作用。富含维生素C的食物有柑橘类水果、绿叶蔬菜、草莓、甜瓜、土豆等。

维生素B$_1$

维生素B$_1$能维持正常的食欲，助消化，尤其是碳水化合物的消化吸收。儿童缺乏维生素B$_1$时，生长发育迟缓，出现神经炎、脚气病等。儿童每日所需维生素B$_1$的量会随着年龄的增长逐渐增多，家长可适当喂食全麦、燕麦、猪肉、动物肝脏、豆类等食物，以帮孩子补充维生素B$_1$。

维生素B$_2$

维生素B$_2$对氨基酸、脂肪、碳水化合物的生物氧化过程及热量代谢极为重要，能保持皮肤、毛发和指甲的健康，有助于缓解口腔、嘴唇和牙齿的疼痛。从膳食中摄取足够的维生素B$_2$对防治儿童皮肤病、口角炎有重要作用，可通过进食动物内脏、奶制品、绿叶蔬菜、鱼类等食物进行补充。

维生素B$_6$

维生素B$_6$有"天然利尿剂"的称号，对维持细胞免疫功能，调节大脑兴奋性有重要作用，还有助于防治各种神经和皮肤问题。维生素B$_6$可从肉类、禽类、鱼类、贝类、麦麸、蛋黄、花生等食物中摄取。

05 矿物质
人体必需的元素

虽然矿物质在人体内的总量不及体重的5%，却是人体必需的元素，是构成机体组织的重要原料。矿物质在体内无法自身产生、合成，必须从食物和饮水中摄取。关系到儿童健康的主要矿物质有：

钙

钙是塑造骨骼的主要材料，具有强壮骨骼、坚固牙齿、减轻生长痛的作用。钙还能帮助身体对铁的吸收利用，产生力量和能量。1岁以内的宝宝每日所需钙量为400毫克左右，2～3岁宝宝每日需要500～600毫克的钙，3～6岁儿童每日钙的需求量约为800毫克。含钙量高的食物有虾皮、奶制品、豆类、芝麻等。

锌

锌能维持正常的免疫功能，并且能促进细胞的分裂、生长和再生。锌缺乏可引起食欲减退、味觉异常、生长迟缓、智力发育受阻、皮肤粗糙、免疫力降低等多种不良表现。贝类是锌最好的食物来源，其次是动物内脏、菌菇、坚果类和豆类。

铁

铁是构成血红蛋白、肌红蛋白的主要原料，还是参与人体重要活动的某些酶的组成部分。摄取足够的铁，不仅能预防小儿缺铁性贫血，还能使面色红润、缓解疲

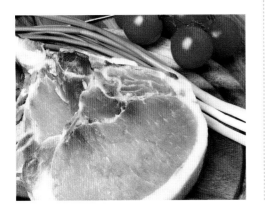

劳、增强免疫力。其中，动物肝脏、瘦肉、红糖等食物都是良好的补铁食物。

06 膳食纤维
健康卫士

膳食纤维被誉为"人类第七大营养素"，可减少有害物质对肠道壁的侵害、促使排便通畅、减少小儿便秘及其他肠道疾病的发生。

婴儿食物以母乳和配方奶粉为主，若缺乏膳食纤维，就需要额外补充，可适当喝一些新鲜蔬果汁。1岁以上的儿童，可在饮食中增加纤维素的摄入，平时可多吃软烂的粗粮、小块的新鲜蔬果。

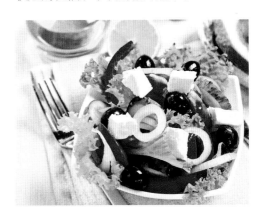

07 水
生命之源

孩子体内所有的营养素都需要水才能发挥作用，水是孩子赖以生存的重要物质。水不仅是体内细胞的主要成分，还是输送养分和排泄物的媒介，且能为机体提供一些矿物质。

1岁以内的宝宝每日每千克体重需水量为125～150毫升，以后每增长3岁，每千克体重需水量减少25毫升。孩子每日需水量的60%～70%来自于饮食，30%～40%需靠日常饮水补充。

了解小儿常见病的特点

儿童并非成人简单的缩影，儿童正处于生长发育的过程中，而成人已经发育成熟，其生理组织和功能都有较大的差异。小儿常见病在疾病种类、临床表现、预后等方面与成人均有差异，因此，小儿常见病有其自身的特点。

01　发病情况

孩子生病是其生长发育过程中的自然现象。首先，受先天性因素影响，有些孩子一出生便伴有某些疾病，如畸形、先天性软骨发育不全、贫血等。其次，处于生长发育期的儿童，身体各项功能还未发育完善，抗病能力较弱，容易受到疾病的"侵扰"。尤其是在出生半年后，从母体获得的先天性免疫力基本消失，感染疾病的风险也随之增加。再次，发病后传变迅速。例如，婴幼儿发热往往容易引起惊厥，患儿腹泻很容易出现脱水和酸中毒表现，小儿肺炎较易并发心力衰竭。

02　疾病种类

小儿的疾病类型与成人有很大差异，同为肺炎，小儿易患支气管肺炎，成人则以大叶性肺炎较多见。同时，小儿患消化道疾病和感染性疾病的比例较成人高。一方面，小儿新陈代谢旺盛，对营养物质需求量大，但胃肠功能又不成熟，故极易造成营养缺乏和消化功能紊乱。另一方面，小儿身体机能尚未发育完善，抵抗力较弱，加之周边的环境中本身就包含有无数的病菌和感染源，较易被感染。

03　临床表现

儿童患病后的临床表现与成人有所不同，例如，婴儿患低钙血症常易引起全身惊厥，而成人则表现为手足抽搐。

另外，小儿疾病的临床表现会因其年龄的差异而有所不同。小儿患急性传染病或感染性疾病，往往起病急，来势凶，病情变化快，容易并发败血症、呼吸衰竭、循环衰竭、水和电解质紊乱；新生儿患感染性疾病则表现为各方面反应差，如体温不升，白细胞数量减少等。因此，家长及医护人员对病情的密切观察对小儿疾病的治疗至关重要。

04　预后

小儿疾病往往起病急、变化多样，但是小儿生长发育迅速，修复再生能力强，经过及时、合理地治疗，其病情好转也比成人快，较少变为慢性疾病或留下后遗症。例如，小儿哮喘、紫癜等疾病康复率都比成人要高。

不过，年龄较小、体弱、营养不良的患儿发病后，病情容易突变，恶化也较快，家长需仔细观察，积极处理，帮助孩子安全度过危险期。

让孩子不生病的智慧

怎样让孩子少生病，从小打下坚实的身体底子。"细节决定成败"，孩子的身体素质也是由一点一滴的生活细节所决定的。父母如何把握生活的点滴，让孩子远离疾病困扰，下面的内容可能会让您有所启发。

01 新生儿期

从宝宝离开母体到出生后的28天，为新生儿期，共4周。这是宝宝开始独立生活的第一阶段，这时宝宝的免疫功能尚未完善，还没有接触过子宫外环境的各种疾病原，也没有接触过食物蛋白等抗原性物质，属于宝宝的脆弱期。作为父母，在享受新生命带来的喜悦的同时，还应通过科学的喂养和护理方法，帮助宝宝平稳度过这一时期。

提倡母乳喂养

母乳是宝宝最佳的天然营养品，母乳中不但含有新生儿生长发育所必需的各种营养成分，易消化吸收，还含有丰富的免疫球蛋白。免疫球蛋白具有对抗细菌、病毒、变应原的作用。另外，在母乳中能促

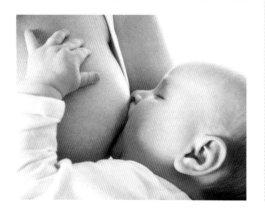

进乳酸杆菌生长、抑制大肠杆菌、减少肠道感染的因子的含量也较高，这些因子在预防小儿肠道或全身感染中都发挥着积极的作用。

新生儿，尤其是早产儿对外界环境的适应性差，抵抗力较弱，母乳喂养能更好地保证宝宝摄取到足够的营养。正常足月的新生儿在出生后30分钟内，就可以开始哺乳。母乳喂养期的妈妈要摄取充足、均衡的营养，保持愉悦的心情，采取正确的哺乳姿势，早开奶、勤哺乳，为宝宝免疫系统的建立打好基础。

日常护理

①保温。新生儿调节体温能力差，受冷易引起肺炎、感冒等疾病，故要保持室内合适的温度，一般以20℃~22℃为宜。②脐带护理。宝宝脐带未脱落前，应保持脐带及根部的干燥，并用纱布包裹；脐带脱落后，如果脐窝部潮湿或有少许分泌物渗出，可用75%的酒精擦拭，及时去医院就医。③皮肤护理。新生儿皮肤柔嫩，易被擦伤感染，尤其是颈下、腋下、大腿根部和臀部，应每天清洗，以防感染。同时，尽可能为宝宝选择柔软、浅色的纯棉衣物。④呼吸道护理。新生儿的呼吸浅而慢，节律不同，因此必须保持新生儿呼吸道的通畅，如果鼻腔内有黏液，可用消毒棉签轻轻擦去。

02 ▶ 婴儿期

孩子出生后的28天至1周岁，被称为婴儿期，这是宝宝出生后发育最为迅速的一个时期。这一阶段，宝宝探索世界的范围会进一步扩大，他们逐渐能坐一会儿、会爬、还能在大人的帮助下站一会儿，甚至开始牙牙学语……作为父母，自然免不了要在生活的方方面面做足功课，为孩子的成长保驾护航。

合理添加辅食

宝宝4个月后，母乳已经无法满足其成长需求，且宝宝胃内分泌的消化酶逐渐增加，为消化辅食提供了有利条件。如果不及时给宝宝添加辅食，很容易出现贫血、抵抗力低下等症状。

最开始给宝宝添加的辅食，加工得越细小越好。随着宝宝对辅食的适应和身体的发育，可以逐渐加粗变大。通常，4个月时开始添加流食，如营养米粉、米汤、蔬果汁等；到6个月时再开始添加半流质食物，如果泥、鱼泥、肉泥、米糊等；7～9个月的宝宝可逐渐由半流质食物过渡到可咀嚼的软固体食物，如烂面条、馒头、面包等；10～12月的宝宝，大多可以逐渐接受以固体食物为主的辅食了，如米饭、小块的蔬果等。

值得注意的是，给宝宝添加的每样新

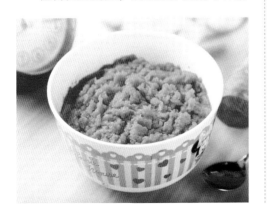

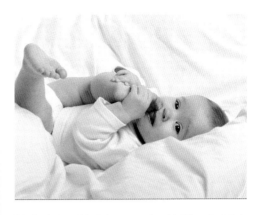

辅食之间要相隔4～7天。这样，如果宝宝对某种食物有过敏反应，你就能够分清楚是哪一种食物造成的。给宝宝制作辅食时，除了要保证食材的新鲜、清洁和卫生，还应该少糖无盐。

体格锻炼

比较适合婴儿的体格锻炼是抚触，父母轻柔的爱抚可增进食物的消化和吸收，促进其生长发育，增强免疫力。抚触最好选择在孩子洗澡之后进行，室温以25℃左右为宜，开始给宝宝抚触时手法要轻柔，等宝宝适应后逐渐增加力度，抚触时间约持续20分钟。父母可为婴儿选择的抚触部位有头、脸、胸、肚子、背部以及四肢。自宝宝8个月开始，便可帮孩子做一点简单的被动操，促进身体发育。

疫苗接种

接种疫苗是预防疾病的有效方法之一，也是为孩子抵御疾病准备的第一道防御屏障。1岁内的婴儿必须完成卡介苗、脊髓灰质炎疫苗、百白破混合制剂、麻疹疫苗、乙肝疫苗接种5种基础免疫。按照疾病流行地区和季节的差异或家长的意愿，有时也需要进行乙型脑炎疫苗、流感疫苗、水痘疫苗、甲型肝炎疫苗等的接种。如有以下情况，是否接种应由医生决定：患有感冒、哮喘、荨麻疹、心肝肾疾病、结核病和神经系统疾病，接种部位有严重发炎、皮癣、湿疹及化脓性皮肤病。

03 幼儿期

幼儿期指孩子1～3岁阶段，体格发育较婴儿期缓慢，但智力发育日益完善，宝宝逐渐能独立行走、20颗乳牙渐渐长全、语言组织能力也越来越强……这一阶段，父母除了饮食上多花心思，为孩子提供充足的营养，还要在日常生活中多加注意。

定期接受体格检查

通过对小儿的健康状况、生长发育等进行连续监测，了解孩子的健康状况，可以及时预防和处理小儿常见病及某些特殊疾病，对孩子的营养和教育提供指导。幼儿每年至少接受2次体格检查，儿童健康检查的内容包括以下几个方面：①监测生长发育的各个指标，包括身高、体重、头围、胸围，以便及时了解孩子的生长发育情况。②全身系统检查。对全身各系统进行检查，及早发现某些先天性或遗传性疾病，及早发现佝偻病、贫血、营养不良等疾病，并予以治疗。③健康询问。保健医师会详细了解关于孩子的喂养、日常护理等情况，并予以指导。

预防意外伤害

孩子的活动能力逐渐增强，对世界充满好奇，但对能做和不能做的事情缺乏判断能力，稍有不慎，就可能造成意外伤害。因此，作为家长来说，平时在家需要

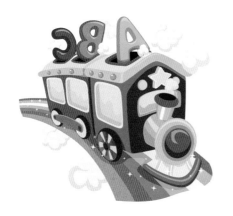

做好各种防护工作，不宜让孩子接触的药品、细小的零部件、刀具、玻璃瓶等物品应放在孩子够不着的地方；带刺、骨头的食物，尽可能剔除刺和骨头，食物的大小应该以孩子的吞咽能力为准，避免在吃饭时逗笑宝宝，或让孩子含着硬物到处跑，以防食物误入气管或硬物刺伤喉部；还要避免跌坠、烫伤等情况。

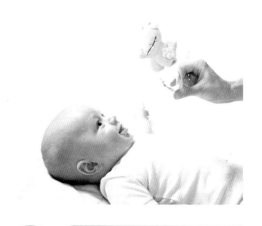

04 学龄前

经过3年的成长，孩子迎来了成长中的下一个重要阶段——学龄前期。这是人一生中很重要的一个阶段，人的许多基本能力，如口头语言、基本动作及某些生活习惯等都在这个年龄段形成。因此，帮助孩子养成健康的生活习惯，也是增强孩子免疫力，防治疾病的一个重要措施。

培养孩子健康的饮食习惯

①培养孩子不偏食、不挑食、少吃零食的习惯。②定时定量进餐，忌暴饮暴食。③每顿饭持续时间宜为20～30分钟，让孩子细嚼慢咽，忌大口吞咽食物。④餐前餐后洗手。⑤尽早让孩子自己吃饭，且吃饭时禁止孩子玩玩具、看电视或做其他与吃饭无关的事情。

帮孩子养成良好的卫生习惯

培养孩子良好的卫生习惯，勤洗澡、

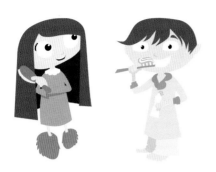

勤洗头、勤换衣、勤剪指甲，不随地大小便，不随地吐痰和擤鼻涕。同时，帮助孩子养成早晚刷牙、饭后漱口、饭前便后洗手的好习惯；教育孩子不吃不卫生的东西，地下捡的东西绝对不能随便往嘴里放，生吃瓜果一定要先洗干净。

多参与户外活动

参与户外活动，与阳光、新鲜空气相伴，能促进骨骼生长、提高免疫力。只要天气好，户外活动一年四季都可以进行。学龄前儿童进行户外活动时需注意：①随身携带白开水，及时补充身体流失的水分。②每次户外活动时间不少于1小时，夏季避开11～15点太阳暴晒的时间，而冬天则宜选择在阳光充足的10～16点之间。③户外活动中及活动后，都要及时清洗双手，以防"病从口入"。

05 学龄期

学龄期指步入小学直到青春期的一个年龄段。这个时期小儿体格生长仍稳步增长，孩子的"本事"越来越多，但还是免不了会受到疾病的侵扰，家长依旧不可松懈对孩子的照护。

保证充足的睡眠

睡眠不足或睡眠质量不高，会使孩子出现反应迟钝、吃饭胃口差、体重增长缓慢、记忆力减退、注意力不集中等现象。充足的睡眠对儿童的生长发育，尤其是身高具有重要意义。一般6～7岁儿童平均每日睡眠时间为10～12小时，7岁以上儿童为9～10小时，家长可适当安排孩子午睡，以30分钟左右为宜。另外，保持儿童卧室干净、空气流通及帮助孩子形成正确的睡姿等，能提高其睡眠质量。

体育锻炼

体育锻炼可提高人体的各项生理功能，增强机体的抗病能力。学龄期儿童体格发育更为完善，可以选择的体育锻炼项目也更为广泛，球类运动、广播体操、健美操、跳绳等活动基本上都可以选择。不过，这个阶段儿童的大小肌肉的发育仍未发育完全，容易疲劳，运动宜循序渐进，至于成人式跳跃、倒立、举重、跳山羊等运动，则尽量不要让孩子尝试，以防造成运动伤害。

日常护理

①培养儿童正确的坐、立、行走和读书、写字的姿势，预防脊柱异常弯曲、近视等常见病的发生。②培养孩子卫生、健康的生活习惯和饮食习惯，预防龋齿、肠道寄生虫病。③对儿童进行安全知识教育，预防溺水、骨折、交通意外等情况的出现。④加强品德教育，培养孩子良好的性情和品格，陶冶高尚情操。

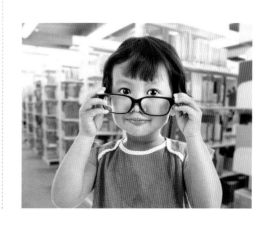

儿童健康饮食指导

　　让孩子在享受"爱心营养餐"的同时，吃出好身体，是一件很有成就感的事。然而，如何帮孩子选择患病期膳食，则令父母们头疼不已。想让孩子少生病，日常饮食中需要注意什么？患病期间饮食选择有哪些技巧？接下来就为您一一解答。

01 ▶ 儿童健康膳食原则

均衡营养

　　儿童生长发育快，营养需求较成人要多，合理均衡的营养不仅能保证他们正常生长发育，也可以为其健康打下良好的基础。食物多种多样，不同食物所含的营养成分也各有差异，只有摄取多种食物，才能构成平衡膳食，获取多种营养素。处于生长发育期的儿童每天都必须摄取谷薯类主食、鱼、肉、蛋、奶、豆类和蔬菜水果等食物，满足身体对多种营养素的需求。父母可将这些食物进行科学搭配，通过主副食搭配、粗细搭配、荤素搭配等形式，将不同营养素分配到孩子的一日三餐和加餐中。

及时补充锌元素

　　自宝宝断乳开始，妈妈就需要及时给

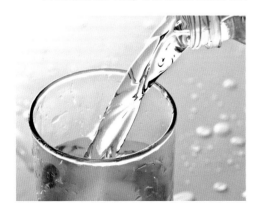

孩子补锌了。日常饮食中很多食物含有较为丰富的锌，如鸡蛋、牛肉、羊肉、牡蛎、虾米、黑米、豆类、木耳、南瓜、猕猴桃等，且易被人体吸收，是孩子补锌不错的选择。

　　父母在给孩子饮食补锌时应注意：动物性食物的含锌量高于植物性食物；避免食用过于精细的食物；给孩子制作补锌食物时不要加味精，以免影响锌的吸收。

多喝白开水

　　儿童的新陈代谢比成人快，需水量也较成人要多，但其肾脏浓缩功能较弱，排尿量较多。通常，婴儿除了食物中的水之外，每日还需要喂食适量的白开水；1岁以上的儿童，除了保证水分补给外，还要帮其养成多喝水的习惯。儿童饮用水以白开水最佳，尽量少喝加工饮料、碳酸饮料及冰水，不要将纯净水、矿泉水当作日常饮水。最佳饮水时间为早晨、午睡起床后，在运动和洗澡、游泳过程中会失去较多的水分，也需及时补水。

　　白开水无色无味，可能对很多孩子并没有什么吸引力，父母平时多以身作则，并告诉孩子喝水的好处，还可以为孩子准备一只漂亮的水杯，以激发孩子的兴趣。

进食量与活动量需保持平衡

　　如果进食量过大，而活动量不足，多余的热量则会在体内以脂肪的形式沉积，使体重过度增加，久而久之造成肥胖；相反，如果进食量不足，活动量过大，又会因为能量供给不足，引起消瘦，造成活动能力和注意力降低。以上两种情况都将影响儿童的正常发育和健康。因此，给孩子吃多少，要根据孩子的生长发育情况和活动量决定。

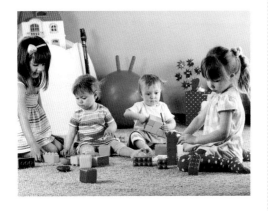

02 ＞ 患病期儿童膳食指导

为患病期儿童选择正确膳食

患病期膳食包括：流质膳食、半流质膳食、软食和普通膳食。根据儿童的营养需求特点和疾病治疗需要，为生病期儿童选择合适膳食，有助于疾病的治疗。无论是孩子或是成人，在生病期间，比起普通食物一般都更偏爱流食。未开始添加辅食的小宝宝尽可能多喂奶；辅食添加阶段的宝宝除了增加奶量，还可以适当增加白开水和米汤等的摄入；大一些的孩子除了以上这些，还可以适当多喂食营养丰富、清淡的汤汁。

流质膳食，全部为液体，如牛奶、豆浆、藕粉、米汤、果汁及汤水等，不需要咀嚼就能吞咽，比较适合高热、患消化系统疾病、急性感染等疾病的患儿。

半流质膳食，食物呈半流质状态或羹状，如稀粥、烂面、鸡蛋羹等，适用于消化道功能尚弱，不能咀嚼吞咽大块固体食物的患儿。

软食，食物较普通膳食细、软、烂，适用于有轻微发热、牙齿咀嚼不便、不能食用大块食物、消化吸收能力减弱、痢疾、急性肠炎恢复期的患儿。

普通膳食，选用易消化吸收、营养丰富的食物。膳食制作时，应尽量美观可口，注重膳食的色、香、味及多样化，以提高患儿的食欲。

孩子喜欢的营养食物应被优先考虑

孩子因生病而出现食欲不佳的情况时，尤其要尊重孩子的胃口。除了会加重孩子病情的食物外，孩子想吃什么都不妨给孩子准备一点。

婴儿患病期间不宜添加新的辅食

宝宝在患病期间消化系统功能减弱，机体也可能正处于高致敏状态，此时添加新的辅食容易引发过敏。

少食多餐

患病期膳食除了正常膳食，其他膳食均含有较多的水分，少量多餐能满足其热量需求，且不会增加消化系统负担。

不强迫孩子进食

在孩子患病期间，即使24小时没进食也不要强求，孩子会根据自己的需要选择是否进食。强迫孩子进食不但会引起孩子的不满情绪，还可能损伤脾胃功能。

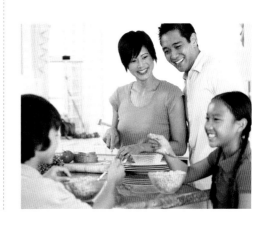

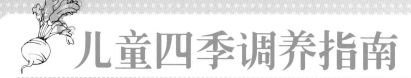

儿童四季调养指南

"人与天地相参也，与日月相应也"，人体的生理功能会随着四季的变化而进行自我调节。身体的调养需顺应四季的特点进行，才能达到养生的目的。儿童的四季调养应注意什么？下面就随四季的变化来分别加以讨论吧。

01　春季调养

万物都在春季生发，儿童也不例外，他们的饭量增加了，个头也是蹭蹭上蹿。如何在春季帮助孩子调养好身体，为整年的健康打好基础呢？

适当早起，多锻炼

春分之后，白昼逐渐变长，父母可让孩子适当早起，鼓励孩子进行晨练，如跑步、做体操、骑单车等，锻炼身体。

顺时增减衣物

春季气温回升快，但天气变化反复无常，是感冒、气管炎等疾病的高发期。气温回升后，不要急于帮孩子脱掉衣物，但也不能盲目给孩子"春捂"。尤其是带孩子外出活动时，应做好随时增减衣服的准备。当孩子出汗时，千万不要马上脱掉衣服，也不宜马上洗澡、吃冷饮，可以让孩子安静地坐一会儿，或用干毛巾擦脸及背部，让汗自然消下去。

预防传染病

春季也是细菌和病毒活跃的时期，因此，是儿童传染病的流行季节。作为家长应注意孩子的饮食、生活卫生，少带孩子去人多拥挤的场所，避免感染。

饮食调养

甜食可保脾胃，而酸性食物有收敛功能，如果饮食过酸，会影响身体吐故纳新，甚至损伤脾胃，因此，春季饮食宜增甘少酸。另外，由于春季气温回升快，人体水分流失较多，一定要及时给孩子补充水分，以防上火。

02　夏季调养

夏季温度高、雨水多，湿气也较重，加上儿童肠胃吸收能力本就相对较差，因而夏季更容易出现胃口差、厌食、腹泻等症状。如何让孩子顺利度过"苦夏"，就成了父母们不得不面对的问题。

合理使用空调和电扇

天气炎热，人们一般会选择空调和电扇来降温。空调的温度不要设定太低，以防孩子感冒，同时不要让孩子来回在空调房和室外跑动，以免生病；如果使用的是电扇，不要让电扇对着孩子吹，尤其是孩子满头大汗的时候。

注意补充水分

天气炎热，多饮水，不但能补充身体流失的水分，还能消暑。冰激凌、雪糕等冷饮适当给孩子吃一些，能防暑降温，但儿童不宜一次吃太多，也不宜常吃。孩子的胃较为娇弱，如果食用过多寒凉之物，易伤脾胃，引起呕吐、腹泻等症。

多吃新鲜蔬果

新鲜蔬果不仅能补充儿童所需的维生素，还可开胃生津，增加食欲，尤其是酸味的蔬果，如西红柿、山楂、乌梅等。

03 ▷ 秋季调养

天气逐渐转凉，缺乏自我保护能力或体质弱的儿童在这个季节容易患感冒、支气管炎、哮喘、腹泻等多种疾病。同时，人的食欲逐渐增强，正是弥补由于夏天气温炎热造成营养不足的最佳季节。因此，家长应抓住时机，从多个方面着手，增强儿童的抗病能力。

防秋燥

秋季偏凉、偏燥，饮食以润养为主，可多给孩子吃一些润肺的食物，如萝卜、莲藕、南瓜、莲子、银耳等。莲藕在秋季是备受推崇的食物，此时的莲藕新鲜，不仅能润肺理气，还具有健脾开胃的功效。

慎食瓜果

许多瓜果相继上市，不仅让人大饱口福，还具有较好的保健功效。适当吃些梨、甘蔗、葡萄、柿子、苹果等会使人感觉清爽舒适，但也不可多吃。俗话说"秋瓜坏肚"，指立秋后继续生食大量瓜果，容易引发胃肠道疾患，尤其是脾胃虚寒的孩子更应注意吃水果的量。

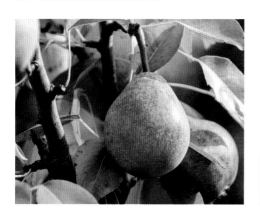

选择合适的衣物

一般，孩子穿多少最好在起床时决定，无较大天气变化时，不需要给孩子额外增减衣物。秋季早晚温差大，孩子早上外出的时候要适当增加衣物，中午气温升高时，则要及时给孩子更换薄衣物。

04 ▷ 冬季调养

经过"秋收"的能量补给之后，冬季调养主要是储存能量，既不宜大补，也要将一定的能量储存于体内，为来年的"春生夏长"做准备。冬季天气寒冷，父母应如何帮助孩子进行调养？

合理安排作息

冬季白昼短，夜晚较长，有些孩子晚上不易入睡，父母可给孩子讲一些情节温暖、平和的睡前故事，让孩子充分放松入睡。冬天不宜让孩子进行晨练，一是天气寒冷，容易感冒；二是太阳未升起时空气质量差，对孩子呼吸系统不好。冬季锻炼选择在10~16点之间，以气温不太低、风不大为宜。

防寒保暖

冬季天气寒冷，儿童易患感冒、肺炎、冻疮等疾病，因此冬季应注意防寒保暖。给孩子保暖，重点在保护儿童"头部和脚部"，外出时最好戴帽子、围巾、手套和口罩。同时，室内外温差较大，家长还应根据气温适时给孩子增减衣物。

适当进补

儿童生长发育尚未成熟，进补要以食补为主。学龄期儿童功课繁重，家长可让孩子多吃花生、杏仁、核桃等食物，不但可恢复精神和体力，还有健脑补脑的功效。另外，可多为孩子选择胡萝卜、动物肝肾、牡蛎、红枣、枸杞等富含维生素A的食物，以保护视力。

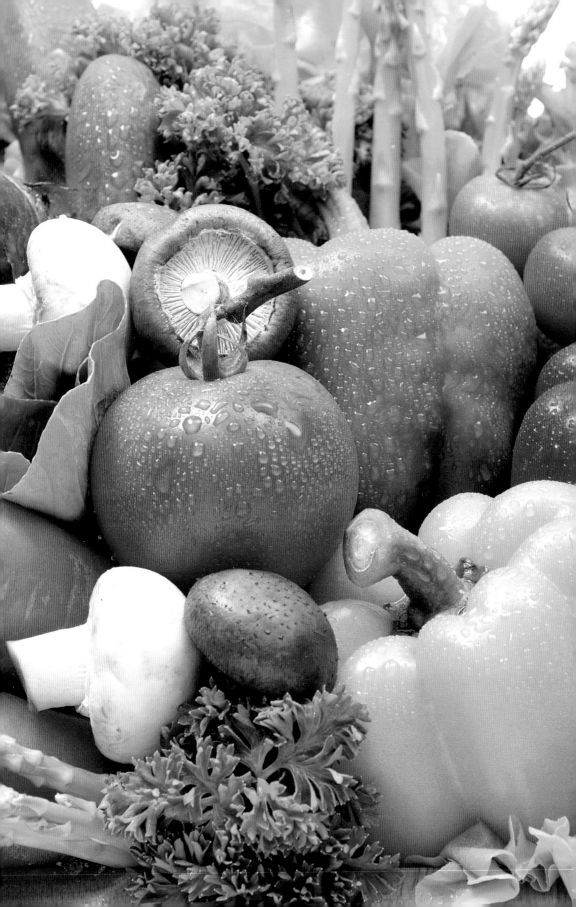

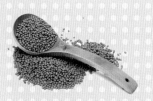

妈妈巧用心，
呼吸系统疾病不发愁

Part 2

　　每到季节更替、天气变化较大的时节，感冒、发热、咳嗽等疾病便成了孩子们的"家常便饭"，尤其是抵抗力较弱的宝宝。孩子患上呼吸道疾病后病情变化较成人快，如果治疗不当、不及时，很容易引起肺炎、脑炎等，产生严重的后果，因此，父母们千万不能掉以轻心。小儿常见的呼吸系统疾病具体有哪些？每种疾病有何特点？在日常生活中又该如何预防？本章将一一为您解答。

感冒

感冒指小儿喉部以上或上呼吸道鼻咽部的急性感染，四季均可发生，以冬春多见。症状主要有鼻塞、喷嚏、头痛、呕吐等。引起儿童感冒的原因有细菌或病毒感染、营养不良、缺乏锻炼、过敏体质、大气污染和被动吸烟等。

饮食调养

1.多补充易于消化的流质、半流质饮食，如稀粥、牛奶、菜汤、青菜汁等。

2.补充维生素C，多食富含维生素C的果蔬，如柑橘类、苹果、枣、猕猴桃、生菜、青椒等，有助于增强机体免疫力。

3.儿童感冒后食欲多会下降，宜多吃增进食欲的食物，如山楂、麦芽、陈皮等。

预防护理

1.积极锻炼。儿童可适当参加户外运动，进行体育锻炼，增强机体抗病能力，防止上呼吸道急性感染。

2.注意温度变化。室温过高或过低，气温骤变，都有可能导致感冒病毒的侵袭，应注意及时加减衣服。

3.适量增加饮水量。多饮水可增加尿量，起到排毒散热的作用，促进痊愈。

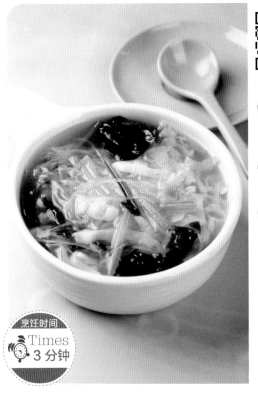

包菜菠菜汤

◎口味：清淡　◎烹饪方法：煮

原料

包菜120克，菠菜70克，水发粉丝200克，高汤300毫升，姜丝、葱丝各少许

调料

芝麻油少许

做法

1.洗净的菠菜切成长段。2.洗好的包菜切去根部，再切成细丝，待用。3.锅中注入适量清水烧热，倒入高汤，拌匀。4.放入姜丝、葱丝，用大火煮至沸。5.倒入备好的菠菜、包菜、粉丝，搅拌均匀，转中火略煮一会儿至食材熟透。6.淋入少许芝麻油，搅拌均匀，盛出，即可食用。

烹饪时间
Times
3分钟

葱白炖姜汤

◎口味：甜　◎烹饪方法：煮

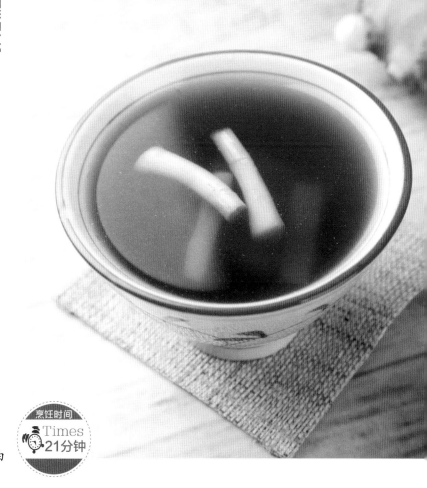

烹饪时间
Times
21分钟

原料

姜片10克，葱白20克，红糖少许

做法

1. 砂锅中注入适量清水烧热。
2. 倒入备好的姜片、葱白，拌匀。
3. 盖上盖，烧开后用小火煮约20分钟至熟。
4. 揭开盖，放入红糖，搅拌匀，关火后盛出煮好的姜汤即可。

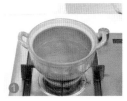 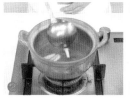 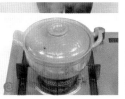 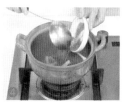

◎ **制作指导**：姜片的煮制时间可以适当久些，这样更有利于其活性物质的析出；但红糖不可久煮，否则会引起化学反应。

海带绿豆汤

◎口味：甜　◎烹饪方法：煮

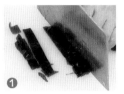
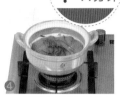
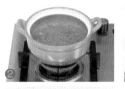
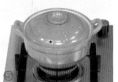
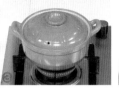
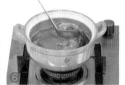

原 料

海带70克，水发绿豆80克，冰糖50克

做 法

1. 洗净的海带切成条，再切成小块。
2. 锅中注入适量清水，大火烧开，倒入洗净的绿豆。
3. 盖上盖，烧开后用小火煮30分钟，至绿豆熟软。
4. 揭开盖，倒入切好的海带，加入冰糖，搅拌均匀。
5. 盖上盖，用小火续煮10分钟，至全部食材熟透。
6. 揭开盖，搅拌片刻，盛出煮好的汤料，装入碗中即可。

◎ **制作指导**：绿豆可用冷水浸泡一晚再煮，不仅口感会更好，而且节省煮制的时间。此外，冰糖还可用白糖或红糖来代替。

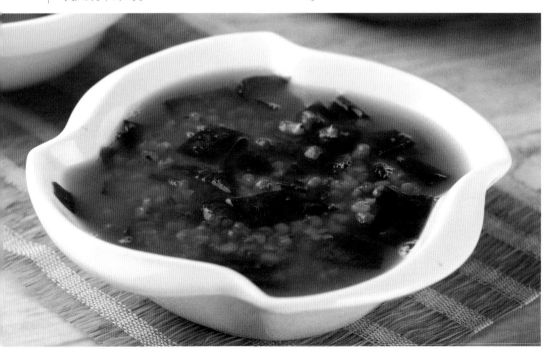

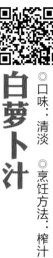

白萝卜汁

◎ 口味：清淡 ◎ 烹饪方法：榨汁

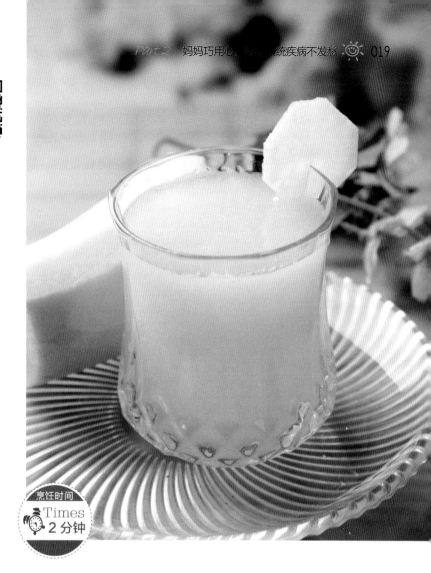

烹饪时间
Times
2分钟

原 料

白萝卜400克

做 法

1. 洗净去皮的白萝卜切厚片，再切成条，改切成小块，备用。
2. 取榨汁机，选择搅拌刀座组合。
3. 倒入切好的白萝卜，注入适量纯净水。
4. 盖上盖，选择"榨汁"功能，榨取萝卜汁。榨好后，将白萝卜汁倒入杯中即可。

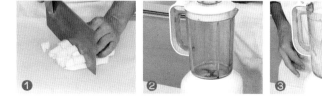 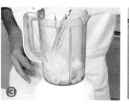 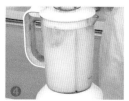

制作指导：白萝卜可以切得小一点，这样更易榨成汁。此汁在饮用前可以根据不同口味放入适量的盐或白糖，这样口感会更佳。

西瓜翠衣冬瓜汤

◎口味: 清淡　◎烹饪方法: 煮

烹饪时间
Times
31分钟

原 料
西瓜200克, 冬瓜175克

调 料
盐、鸡粉各1克

做 法
1.清洗干净的冬瓜先切成大块, 再切成长方块。2.清洗干净的西瓜切小瓣, 去籽, 再切小块, 备用。3.砂锅中注入适量清水, 用大火烧开。4.倒入切好的西瓜、冬瓜, 搅拌均匀。5.盖上盖, 烧开后用小火煮30分钟左右。6.揭盖, 加入少许盐、鸡粉, 拌匀调味, 盛出即可。

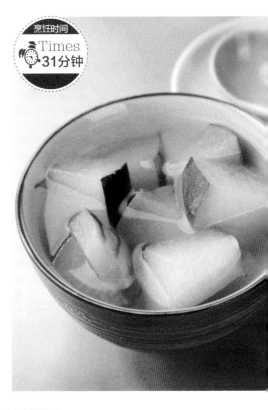

大米粥

◎口味: 清淡　◎烹饪方法: 煮

原 料
水发大米120克

调 料
盐、鸡粉各1克

做 法
1.取一个碗, 倒入泡发的大米, 倒入适量清水, 用手将大米搓洗干净。2.锅中注入适量清水, 用大火烧开。3.倒入洗净的大米, 搅散、拌匀。4.盖上盖, 烧开后用小火煮约30分钟, 至米粒完全熟透。5.揭盖, 搅拌一会儿, 转中火略煮。6.关火后盛出煮好的大米粥, 装在碗中即可。

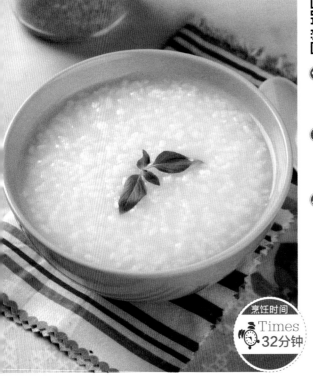

烹饪时间
Times
32分钟

山楂白糖粥

◎口味: 甜　◎烹饪方法: 煮

烹饪时间
Times
41分钟

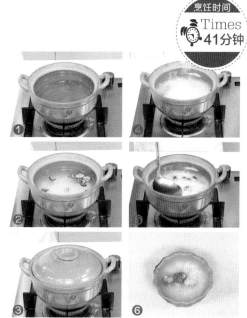

🍮 **原 料**

水发大米120克，干山楂25克

🧂 **调 料**

白糖4克

🔪 **做 法**

1.砂锅中注入适量清水，用大火烧热。

2.倒入备好的干山楂、大米，搅拌均匀。

3.盖上锅盖，烧开后用小火煮约40分钟至食材熟软。

4.揭开锅盖，加入少许白糖。

5.搅拌片刻，煮至白糖溶化。

6.关火后盛出煮好的粥，装入碗中即可。

🍲 **制作指导**: 干山楂和大米都可以先泡发后再煮，这样能使粥的味道熟软爽口；此外，煮粥时水的量要一次放足，以免影响口感。

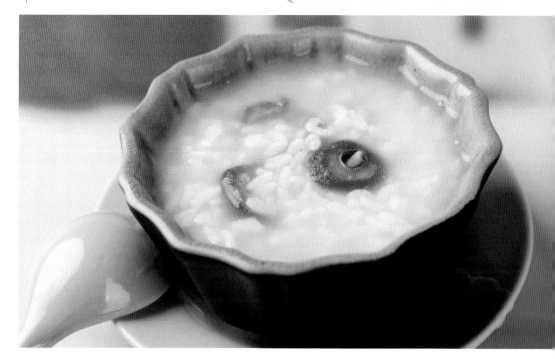

咳嗽

咳嗽是气管或肺部受到刺激后的反应，是小儿呼吸道疾病常见症状之一。咳嗽、嗜睡、流鼻涕是其主要症状。异物吸入是儿童，尤其是1～3岁幼儿慢性咳嗽的重要原因。此外，还有许多病原微生物的感染，如百日咳杆菌、结核杆菌等。

饮食调养

1.多喝温开水。充足的水分可稀释痰液，便于咳出；忌用饮料代替白开水。

2.多食用新鲜蔬菜及水果，可补充足够的无机盐及维生素，对咳嗽的恢复很有益处。如含胡萝卜素丰富的西红柿、胡萝卜等。

3.忌寒凉、肥甘厚味的食物。忌鱼腥虾蟹，其中以白鲢、带鱼影响最大。

预防护理

1.保证睡眠质量。好的睡眠有助于增强儿童体质，以抵御呼吸道感染。

2.保持室内通风、干燥和清洁。勤换枕套衣被，清除尘螨及其代谢产物，并置于太阳下长时间晾晒，防止儿童接触到变应原。

3.肺部减压。宝宝咳嗽痰多时，可将宝宝的头抬高，能促进痰液排出，减少腹部对肺部的压力。

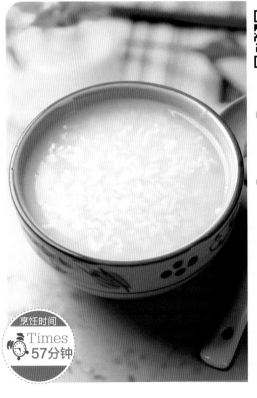

芦根粥

◎口味: 清淡　◎烹饪方法: 煮

◎原 料

水发大米160克，芦根少许

◎做 法

1.砂锅中注入适量清水烧热，倒入洗净的芦根。2.盖上锅盖，大火烧开后用小火煮约20分钟，至其析出有效成分。3.揭开锅盖，捞出药材，倒入备好的大米，搅散、拌匀。4.再盖上盖，用中小火续煮约35分钟，至米粒完全熟透。5.揭开盖，搅拌几下，盛出煮好的芦根粥。6.装在备好的小碗中，稍稍冷却后食用即可。

烹饪时间
Times
57分钟

山楂菊花金银花粥

◎口味：清淡　◎烹饪方法：煮

烹饪时间
Times
42分钟

原料

水发大米130克，山楂50克，金银花、菊花各10克

调料

盐少许

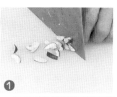
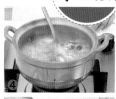
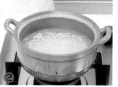
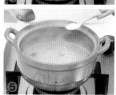
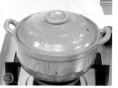
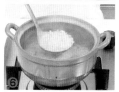

做法

1.将洗净的山楂去除头尾；再切开，去除核，改切成小块，备用。

2.砂锅中注水烧开，倒入大米，搅拌匀。

3.撒上菊花、金银花，轻轻搅至材料散开；烧开后用小火煲煮至米粒熟软。

4.倒入切好的山楂，搅拌匀，使其浸入米粒中；用小火续煮至食材熟透。

5.加入少许盐，拌匀调味。

6.转中火续煮片刻，至米粥完全入味，盛出即成。

💧 **制作指导**：山楂可用淡盐水清洗，这样会更容易去除其表面的污渍，而干金银花和菊花则需提前泡发，这样更有利于析出有效成分。

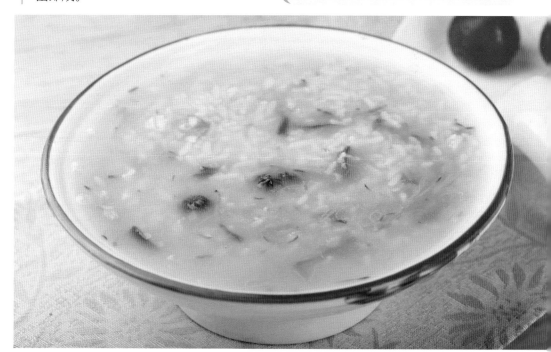

冬瓜绿豆粥

◎口味: 甜　◎烹饪方法: 煮

烹饪时间 Times 46分钟

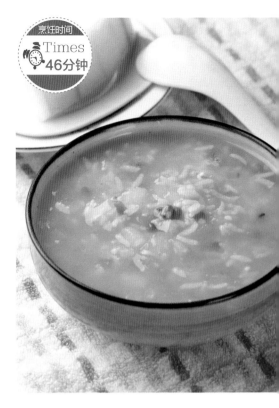

原料

冬瓜200克, 水发绿豆60克, 水发大米100克

调料

冰糖20克

做法

1.洗净去皮的冬瓜切条, 再切小丁, 备用。
2.砂锅中注入适量清水烧开, 倒入洗净的大米, 搅拌均匀。3.放入洗好的绿豆, 搅匀;
盖上盖, 烧开后用小火煮约30分钟至熟。
4.揭盖, 放入切好的冬瓜, 搅拌匀。5.盖上锅盖, 用小火续煮15分钟, 至冬瓜熟烂。
6.揭开锅盖, 加入适量冰糖, 拌匀, 煮至溶化。7.关火后盛出煮好的粥, 装碗即可。

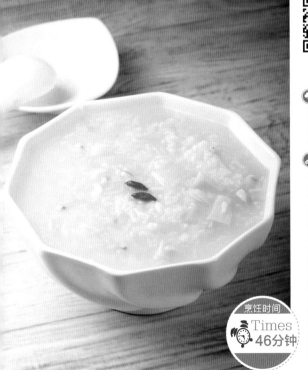

烹饪时间 Times 46分钟

梨藕粥

◎口味: 清淡　◎烹饪方法: 煮

原料

水发大米150克, 雪梨100克, 莲藕95克, 水发薏米80克

做法

1.将洗净去皮的莲藕切丁, 洗好去皮的雪梨去除果核, 果肉切小块。2.砂锅中注入适量清水烧开, 倒入洗净的大米。
3.再放入洗好的薏米, 搅拌匀, 使米粒散开。4.煮沸后用小火煮约30分钟, 至米粒变软, 倒入切好的莲藕、雪梨, 搅拌匀。5.用小火续煮约15分钟, 至食材熟透, 轻轻搅拌一会儿。6.盛出煮好的梨藕粥; 装入汤碗中, 待稍微冷却后即可食用。

杏仁百合白萝卜汤

◎口味：清淡 　◎烹饪方法：煮

烹饪时间
Times
22分钟

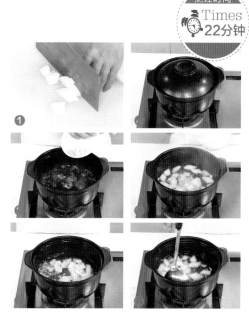

🍀 原 料

杏仁15克，干百合20克，白萝卜200克

🧂 调 料

盐3克，鸡粉2克

🍴 做 法

1.清洗干净的白萝卜切块，再切条，改切成丁。

2.砂锅中注入适量清水烧开，放入洗好的百合、杏仁。

3.再加入白萝卜丁，拌匀。

4.盖上盖，用小火煮20分钟至其熟软。

5.揭开锅盖，放入少许盐、鸡粉。

6.拌匀调味，盛出煮好的萝卜汤，装入备好的碗中，即可食用。

💧 制作指导：杏仁较硬，可以先泡发后再煮，这样能节省制作时间；这道汤宜口味清甜，可以少放些盐，以免影响口感。

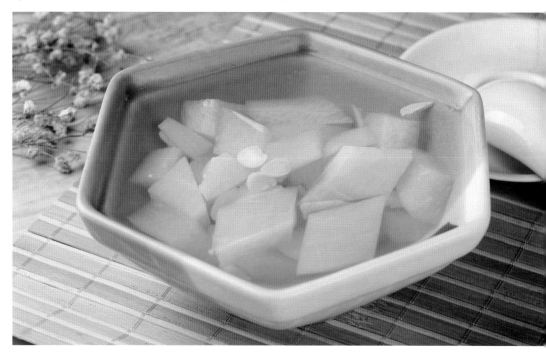

枇杷银耳汤

◎口味: 甜　◎烹饪方法: 煮

烹饪时间
Times
32分钟

原料

枇杷100克, 水发银耳260克

调料

白糖适量

做法

1. 洗净的枇杷去除头尾, 去皮, 把果肉切开, 去核, 切成小块。
2. 银耳切去根部, 再切成小块, 备用。
3. 锅中注入适量清水烧开, 倒入枇杷、银耳, 搅拌均匀。
4. 烧开后用小火煮约30分钟至食材熟透, 加入白糖。
5. 搅拌匀, 用大火略煮片刻至其溶化。
6. 盛出煮好的枇杷银耳汤, 即可食用。

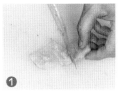
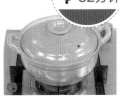
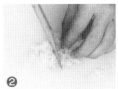
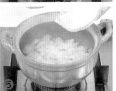
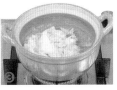
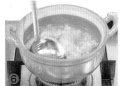

◎ **制作指导**: 将此甜品稍稍放冷后食用, 口感更佳。但需注意, 咳嗽病人不宜将此汤冰镇后食用, 以免加重病情, 影响康复。

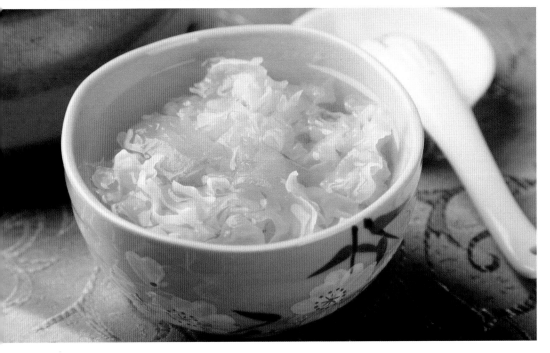

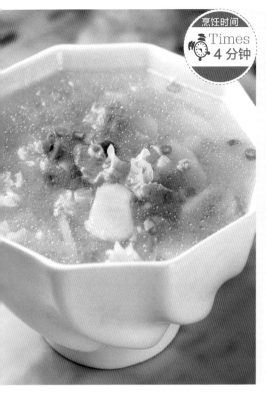

烹饪时间
Times
4 分钟

马蹄百合汤

◎口味：鲜　◎烹饪方法：煮

原料

猪瘦肉100克，水发银耳100克，马蹄肉90克，百合80克，葱花少许

调料

盐3克，鸡粉2克，水淀粉5克，芝麻油、食用油各适量

做法

1. 马蹄肉切片，银耳切小块，瘦肉切片。
2. 把肉片装入碗中，放入盐、鸡粉、水淀粉，拌匀上浆，腌渍入味。3. 开水锅中，倒入马蹄、银耳、百合，搅匀，注入食用油。
4. 用中火煮至食材熟软。5. 加入盐、鸡粉调味；放入肉片，搅匀，转大火煮至沸腾。
6. 淋入芝麻油，拌匀，煮至食材熟透。盛出煮好的瘦肉汤，装入碗中，撒上葱花即成。

温补杏仁豆浆

◎口味：清淡　◎烹饪方法：煮

原料

水发黄豆55克，杏仁20克

做法

1. 将已浸泡8小时的黄豆倒入碗中，放入杏仁，加入适量清水，用手搓洗干净后倒入滤网，沥干水分。2. 把洗好的食材倒入豆浆机中，注入适量清水，至水位线即可。3. 盖上豆浆机机头，选择"五谷"程序，开始打浆。4. 待豆浆机运转约15分钟，即成豆浆，把煮好的豆浆倒入滤网，滤取豆浆。5. 将豆浆倒入备好的碗中，捞去浮沫，放凉后即可饮用。

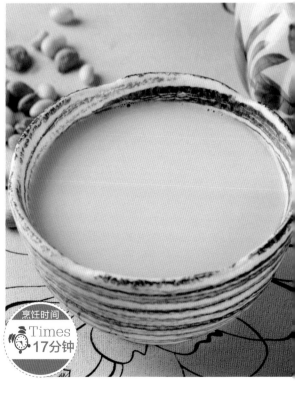

烹饪时间
Times
17分钟

发 热

发热分为两种，一种是身体受细菌、病毒侵入后的反应，一种是由身体代谢功能问题所引起。发热时体温会超过正常范围上限，而发热原因主要有：呼吸系统感染、荨麻疹、流行性乙型脑炎、幼年型类风湿性关节炎、小儿脱水热等。

饮食调养

1.饮食宜清淡，补充优质蛋白质。发热属消耗性病症，宜多吃如瘦肉、大豆、鱼等富含蛋白质的食物，烹调时还应少放调料。

2.补充足够的水分。尿液、汗液是降温的必要途径，多喝温开水，还可适量饮用凉开水、果汁，多吃水果等。

预防护理

1.流行病期间应尽可能少去人多拥挤的公共场所，且应接受预防注射，减少感染的机会。

2.保持空气流通、新鲜。做到经常开窗，衣着宜凉爽透气，忌睡觉时捂着被子。

3.物理降温。6个月以上的宝宝可以使用退热贴，可在脑前、脑后各贴一片，还可用湿毛巾敷脑门。

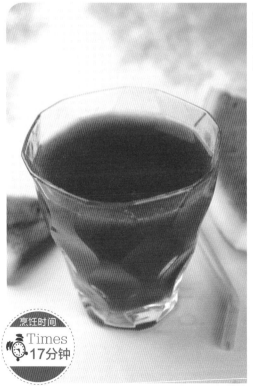

烹饪时间
Times
17分钟

西瓜汁

◎口味：清淡　◎烹饪方法：榨汁

原料

西瓜400克

做法

1.洗净去皮的西瓜先切大块，再切成小块。2.取榨汁机，选择搅拌刀座组合，放入备好的西瓜。3.加入少许矿泉水。4.盖上盖，选择"榨汁"功能，榨取西瓜汁。5.揭盖，把榨好的西瓜汁倒入备好的杯中，即可食用。

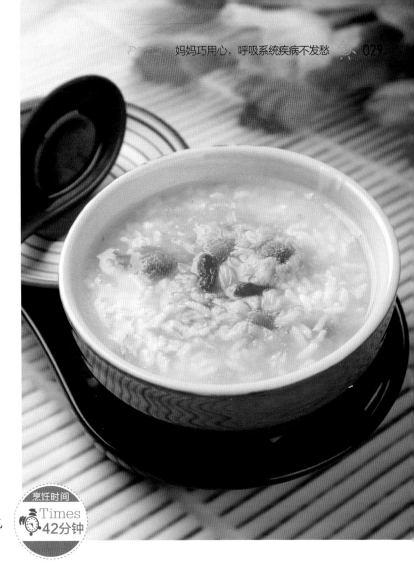

菊花粥

◎ 口味：清淡　◎ 烹饪方法：煮

🌿 **原料**

大米200克，菊花7克，枸杞子少许

烹饪时间
Times 42分钟

🍴 **做法**

1. 砂锅中注入适量清水，用大火烧热。
2. 倒入洗净的大米，搅匀。
3. 盖上锅盖，烧开后转小火煮40分钟。
4. 揭开锅盖，倒入备好的菊花，略煮一会儿，搅拌均匀。关火后将煮好的粥盛出，装入备好的碗中，撒少许枸杞子即可食用。

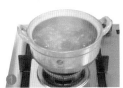 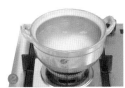 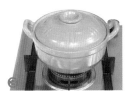 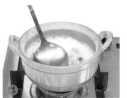

◎ **制作指导**：菊花可以用清水浸泡一会儿，这样有利于去除杂质。同时，大米也可先泡发后再煮，煮的时候还要不断搅动，这样煮出来的粥更稠。

荷叶豆浆

◎口味: 清淡　◎烹饪方法: 煮

烹饪时间
Times
16分钟

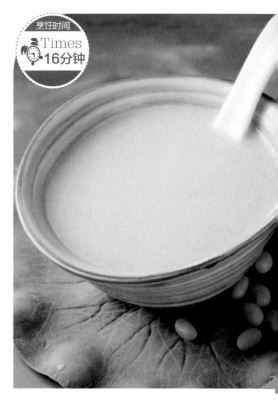

原料

荷叶7克, 水发黄豆55克

做法

1.将已浸泡8小时的黄豆倒入碗中, 加入适量清水, 用手搓洗干净。2.将洗好的黄豆倒入滤网, 沥干水分。3.把备好的黄豆、荷叶倒入豆浆机中, 注入适量清水, 至水位线即可。4.盖上豆浆机机头, 选择"五谷"程序, 开始打浆。5.待豆浆机运转约15分钟, 即成豆浆, 把煮好的豆浆倒入滤网, 滤取豆浆。6.将荷叶豆浆倒入备好的碗中, 用汤匙撇去浮沫, 即可饮用。

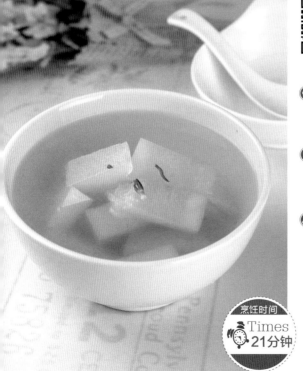

烹饪时间
Times
21分钟

莲子心冬瓜汤

◎口味: 苦　◎烹饪方法: 煮

原料

冬瓜300克, 莲子心6克

调料

盐2克, 食用油少许

做法

1.清洗干净的冬瓜去皮, 切成小块, 备用。2.砂锅中注入适量清水烧开, 倒入冬瓜, 放入莲子心。3.盖上盖子, 烧开后用小火煮20分钟, 至食材完全熟透。4.揭盖, 放入适量盐、少许食用油, 拌匀调味。5.将煮好的莲子心冬瓜汤盛出, 装入备好的碗中, 即可食用。

绿豆大米粥

◎口味: 甜　◎烹饪方法: 煮

烹饪时间
Times
72分钟

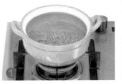
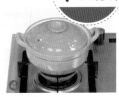
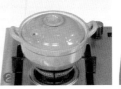
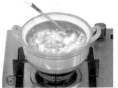
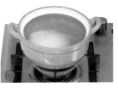
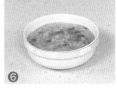

原 料

水发大米120克，水发绿豆50克

调 料

冰糖15克

做 法

1.锅中注入适量清水烧开，倒入清洗干净的绿豆。

2.盖上盖，烧开后转小火煮约40分钟，至食材变软。

3.揭盖，倒入备好的大米，拌匀、搅散。

4.再盖上盖，用小火煮至食材熟透。

5.揭盖，倒入适量的冰糖，搅拌均匀，煮至完全溶化。

6.关火后盛出煮熟的绿豆大米粥，装在小碗中即可。

◎ **制作指导**: 由于绿豆较难煮熟，可先用高压锅煮烂后再放入锅中熬粥，这样会节省时间。放入冰糖后可转中火，这样能使其快速地溶化。

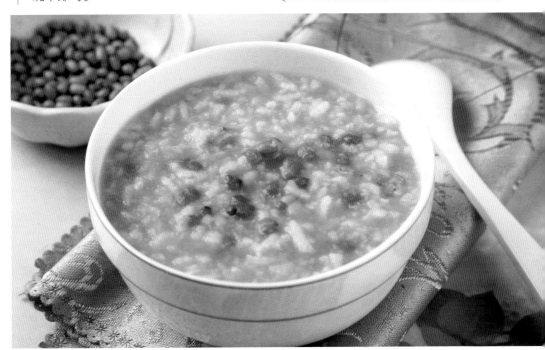

麦冬小麦粥

◎口味: 甜　◎烹饪方法: 煮

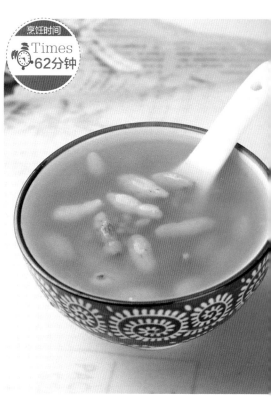

烹饪时间
Times
62分钟

原料

水发小麦170克，麦冬20克

调料

冰糖20克

做法

1.砂锅中注入适量清水烧开。2.放入清洗干净的小麦，撒上洗好的麦冬。3.盖上盖，煮沸后用小火煮约60分钟，至食材完全熟透。4.揭开盖，加入适量冰糖，搅拌匀。用中火续煮片刻，至糖分完全溶化。5.关火后盛出煮好的麦冬小麦粥，待稍微冷却后，即可食用。

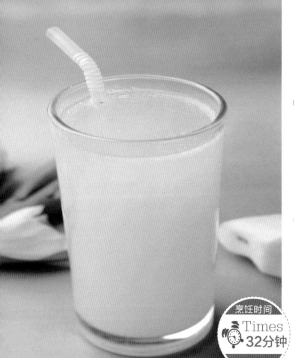

烹饪时间
Times
32分钟

甘蔗生姜汁

◎口味: 甜　◎烹饪方法: 榨汁

原料

甘蔗95克，生姜30克

做法

1.将去皮洗净的生姜切成小块。2.洗好去皮的甘蔗切成丁，备用。3.取榨汁机，选择搅拌刀座组合，倒入切好的食材。4.注入适量温开水，盖好盖。5.选择"榨汁"功能，榨约30秒，榨出汁水。6.断电后将甘蔗汁倒入备好的杯中，即可食用。

牛奶藕粉

◎口味：鲜 ◎烹饪方法：煮

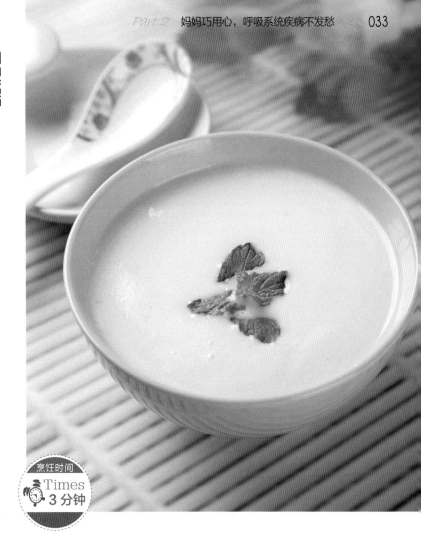

烹饪时间
Times
3分钟

🥣 **原 料**

鲜牛奶300毫升，
藕粉20克

🥄 **做 法**

1. 把部分牛奶倒入藕粉中，拌匀，备用。
2. 锅置火上，倒入余下的牛奶。
3. 煮开后关火，倒入调好的藕粉，拌匀。
4. 再次开火，煮约2分钟，搅拌均匀至其呈现糊状。盛出煮好的糊，装碗即可。

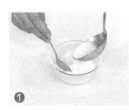
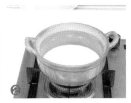
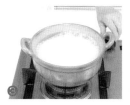
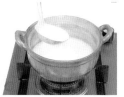

🔵 **制作指导**：煮的过程宜用小火，这样不易烧糊。若盛出的藕粉不够浓稠的话，还可放入微波炉中用高火热一下。

肺炎

小儿肺炎是小儿肺部感染的统称，四季均易发生。其症状常表现为咳嗽、发热、烦躁不安、食欲缺乏、腹泻等。如治疗不彻底，易反复发作，引起多种并发症，影响孩子健康。肺炎大多因感染引起，如带菌者传染、脐炎、病毒感染等。

饮食调养

1.宜清淡饮食。多吃清淡食物，如牛奶、鸡蛋、豆制品、新鲜蔬菜和水果等。

2.多吃富含维生素A的食物。维生素A对维持肺炎患者呼吸道及胃肠道黏膜的完整性及黏膜表面抗体的产生有益，此类食物有动物肝脏、鸡蛋黄、鱼肝油等。

3.忌辛辣食物。辛辣之品易化热伤津，烹调时忌用辣油、胡椒粉等辛辣调味品。

预防护理

1.加强锻炼，增强抵抗力。适当的运动有助于促进血液循环，预防上呼吸道感染，但应注意选择适合的锻炼方式。

2.保证充分休息与睡眠。良好的睡眠有助于痰液的咳出，防止痰液排出不畅而影响肺炎恢复。

3.注意排痰方式。咳嗽时要拍孩子的背部，宜从下往上拍，有利于痰的排出。

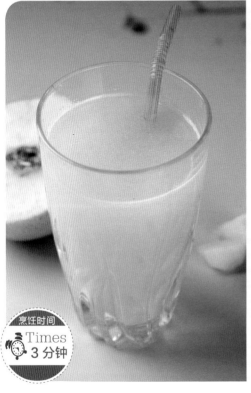

烹饪时间
Times
3分钟

梨汁马蹄饮

◎口味: 甜　◎烹饪方法: 榨汁

◎ 原 料

梨子200克，马蹄肉160克

✎ 做 法

1.清洗干净的梨子取果肉，改切小块。

2.洗净的马蹄肉切小块。3.取榨汁机，放入准备好的原料，选择第一档，榨取汁水。4.将榨好的马蹄饮滤入备好的杯中，即可饮用。

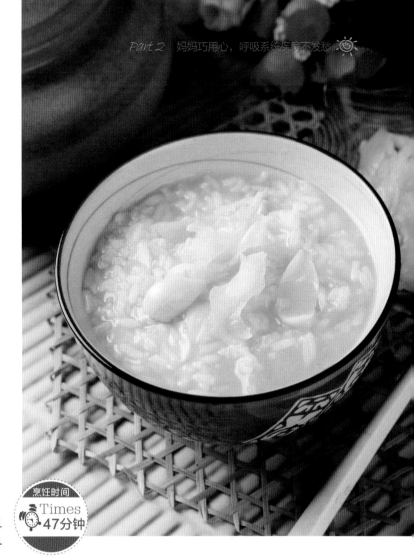

银耳百合粳米粥

◎口味：淡 ◎烹饪方法：煮

烹饪时间
Times
47分钟

🍗 原 料

水发粳米、水发
银耳各100克，水
发百合50克

🥢 做 法

1. 砂锅中注入适量清水烧开，倒入洗净的银耳。
2. 放入备好的百合、粳米，搅拌匀，使米粒散开。
3. 盖上盖，烧开后用小火煮约45分钟，至食材熟透。
4. 揭盖，搅拌一会儿，将煮好的粳米粥盛入小碗中，稍微冷却后食用即可。

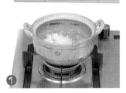
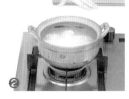
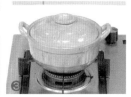
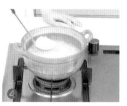

制作指导：银耳和百合需提前用温开水泡发，这样既能去掉杂质，又能使其更好的入味。食用时可以加入少许白糖，这样口感更佳。

蜜蒸白萝卜

◎口味: 甜　◎烹饪方法: 蒸

烹饪时间
Times
6分钟

原 料

白萝卜350克, 枸杞子8克, 蜂蜜50克

做 法

1. 将洗净去皮的白萝卜先切成片, 装碗备用。
2. 取一个干净的蒸盘, 放上切好的白萝卜, 摆放好。再撒上洗净的枸杞子, 待用。3. 蒸锅上火烧开, 放入装有白萝卜的蒸盘。4. 盖上锅盖, 用大火蒸约5分钟, 至白萝卜完全熟透。5. 揭开锅盖, 取出蒸好的萝卜片, 趁热浇上适量蜂蜜, 即可食用。

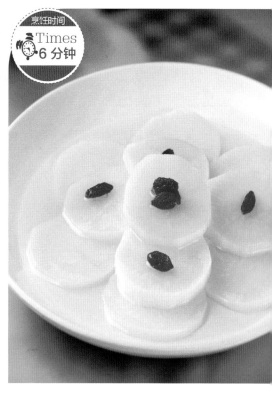

木耳黑豆浆

◎口味: 清淡　◎烹饪方法: 煮

原 料

水发木耳8克, 水发黑豆50克

做 法

1. 将已浸泡8小时的黑豆倒入碗中, 注入适量清水, 用手搓洗干净, 沥干水分。2. 将洗好的黑豆、木耳倒入豆浆机中, 注入适量清水, 至水位线即可。3. 盖上豆浆机机头, 选择"五谷"程序, 再选开始键, 开始打浆。4. 待豆浆机运转约15分钟, 即成豆浆。5. 把煮好的豆浆倒入滤网, 滤取豆浆。把滤好的豆浆倒入杯中, 即可食用。

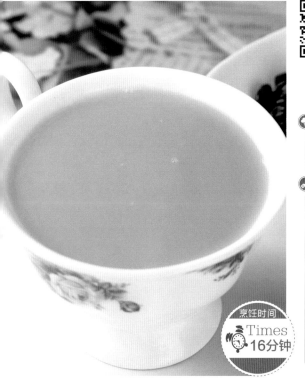

烹饪时间
Times
16分钟

杏仁大米饮

◎口味: 甜　◎烹饪方法: 煮

原 料

水发大米100克，杏仁50克

调 料

冰糖适量

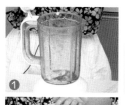
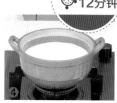
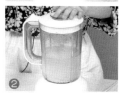
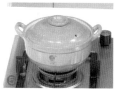
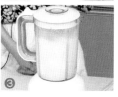
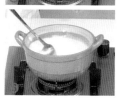

做 法

1.取榨汁机，选择搅拌刀座组合，倒入备好的杏仁。

2.放入大米，注入纯净水，盖上盖。

3.选择"榨汁"功能，搅拌一会儿，至米粒成浆，断电后取下量杯。

4.砂锅置火上，滤入米浆，大火加热。

5.盖上盖，改中火煮约10分钟，至材料完全熟透。

6.揭盖，加入适量冰糖，拌匀，煮至溶化，盛出煮好的大米饮，装在碗中即成。

◎ **制作指导**: 杏仁材质较硬，榨汁时可多搅拌一会儿，这样榨出来的米浆口感会更加细腻，而冰糖也可用白糖或红糖来代替。

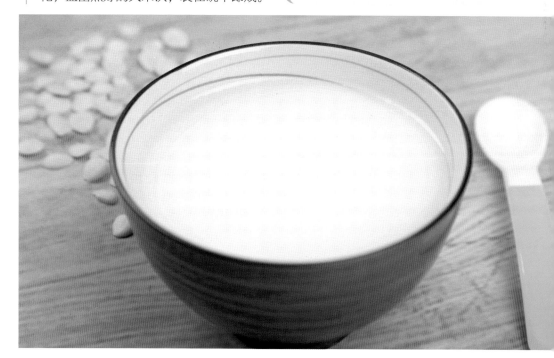

桑叶荷叶大米粥

◎口味：清淡　◎烹饪方法：榨汁

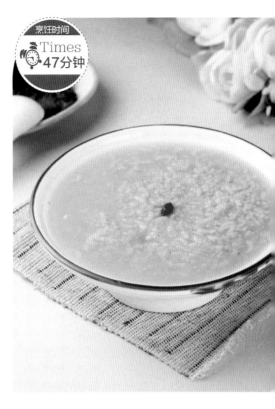

烹饪时间
Times
47分钟

◎ **原 料**

桑叶10克，荷叶10克，水发大米150克，小米80克

◎ **调 料**

白糖15克

◎ **做 法**

1.砂锅中注水烧开，倒入洗净的桑叶、荷叶，搅拌匀。2.盖上盖，用小火煮15分钟，至其完全析出有效成分。3.揭开盖，把桑叶和荷叶完全捞干净。4.倒入洗好的大米、小米，搅拌均匀。5.盖盖，用小火续煮30分钟，至米粒熟透。6.揭开盖子，放入适量白糖，搅拌均匀，至白糖完全溶化，盛出，装入备好的碗中即可。

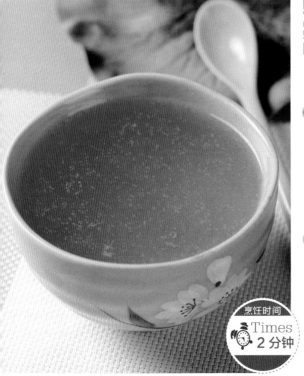

烹饪时间
Times
2分钟

藕粉糊

◎口味：清淡　◎烹饪方法：煮

◎ **原 料**

藕粉120克

◎ **做 法**

1.将藕粉倒入备好的碗中，倒入少许清水，搅拌匀，调成藕粉汁，待用。2.砂锅中注入适量清水烧开，倒入调好的藕粉汁，边倒边搅拌，至其完全呈糊状。3.用中火略煮片刻，关火后盛出煮好的藕粉糊，即可食用。

银耳蜜柑汤

◎口味：甜　◎烹饪方法：煮

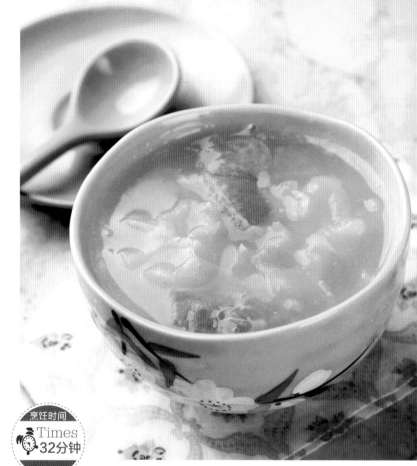

🎧 **原 料**

水发银耳95克，
柑橘肉100克

🥣 **调 料**

白糖6克，水淀粉
适量

烹饪时间
Times
32分钟

🔪 **做 法**

1. 将泡发的银耳切成小块，备用。
2. 砂锅中注入适量清水烧热，放入备好的银耳、柑橘肉。
3. 盖上盖，烧开后用小火煮30分钟至食材熟透。
4. 揭盖，放入适量白糖，搅匀，再倒入水淀粉勾芡。关火后盛出煮好的银耳蜜柑汤，即可食用。

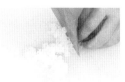
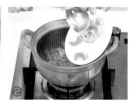
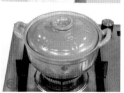
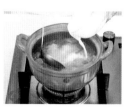

❶

💠 **制作指导**：银耳不宜煮太久，以免失去其爽脆的口感。此外，柑橘本身带有一定的甜味，可根据个人口味调整白糖的用量。

哮喘

　　小儿哮喘是一种表现为反复发作性咳嗽、喘鸣和呼吸困难，并伴有气道高反应性梗阻性的呼吸道疾病。发病初期表现为鼻痒、喷嚏、流清涕等，严重时表现为喘息、全身冒汗等。发病原因有：遗传、年龄、环境、生活水平、饮食习惯等。

饮食调养

1.营养均衡，饮食清淡。应适时补充易缺乏的维生素、矿物质等营养素，以提高小儿免疫力，且烹饪方式应以蒸、炖为主，忌多放调料。
2.增加液体摄入量。大量饮水，有利于痰液稀释，保持气管通畅。
3.忌吃易导致过敏的食物。鱼虾、贝壳类、坚果类或小麦制品等，应少食或忌食。

预防护理

1.加强皮肤锻炼。平时应注意孩子的体格锻炼，如常用冷水洗浴、干毛巾擦身等进行皮肤锻炼，以便肺、气管、支气管迷走神经的紧张状态得到缓和。
2.不宜在室内饲养猫、犬等小动物。
3.找出诱发因素。最好去医院做相关检查，找出变应原，在明确变应原后即可避免与其再接触。

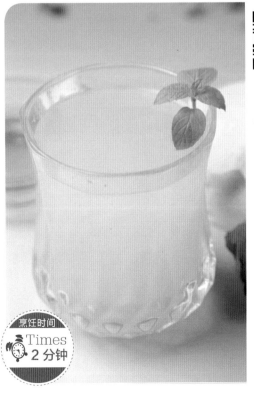

烹饪时间
Times
2分钟

蜂蜜生姜萝卜汁

◎口味：清淡　◎烹饪方法：榨汁

原料
白萝卜160克，生姜30克

调料
蜂蜜适量

做法
1.将去皮洗净的生姜切小块。2.洗好去皮的白萝卜切滚刀块，备用。3.取榨汁机，选择搅拌刀座组合，倒入萝卜块、生姜块，注入清水，盖上盖。4.通电后选择"榨汁"功能，榨约半分钟。5.加入蜂蜜，拌匀即可。

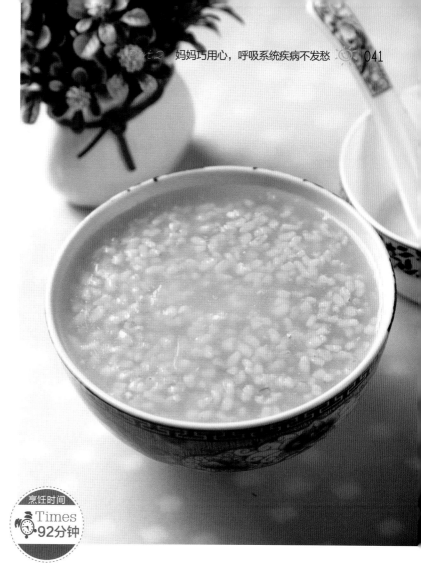

贝母糙米粥

◎口味：清淡　◎烹饪方法：煮

烹饪时间 Times 92分钟

原料

贝母粉5克，糙米150克

做法

1. 砂锅中注入适量清水，用大火烧开，倒入备好的糙米，搅匀。
2. 盖上锅盖，烧开后转小火煮90分钟至食材熟软。
3. 揭开锅盖，放入备好的贝母粉。
4. 搅拌均匀，关火后将煮好的贝母糙米粥盛出，装入备好的碗中，即可食用。

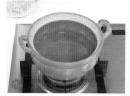 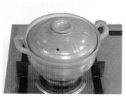 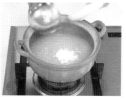 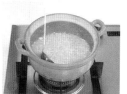

制作指导：糙米清洗后，应用温水泡发一段时间，这样更易煮熟，且泡发的水最好一起煮。贝母粉不宜煮太久，以免破坏其营养物质。

麦冬红枣小麦粥

◎口味：清淡　◎烹饪方法：煮

烹饪时间
Times
92分钟

原 料

水发小麦200克，红枣、麦冬各少许

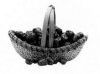

做 法

1.砂锅中注入适量清水烧开，倒入洗好的小麦，放入洗净的红枣、麦冬，搅拌均匀。

2.盖上盖，烧开后用小火煮约90分钟，至食材完全熟透，揭盖，再搅拌几下。3.关火后盛出煮好的小麦粥，装入备好的碗中，即可食用。

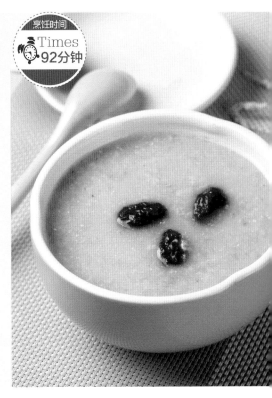

蜜柚豆浆

◎口味：清淡　◎烹饪方法：煮

原 料

水发黄豆50克，柚子肉40克

做 法

1.将已浸泡8小时的黄豆用清水搓洗干净，沥干。2.将黄豆、柚子肉倒入豆浆机中，注入适量清水，至水位线即可。3.盖上豆浆机机头，选择"五谷"程序，开始打浆。4.待豆浆机运转约15分钟，即成豆浆，滤取豆浆。5.将滤好的豆浆倒入杯中即可。

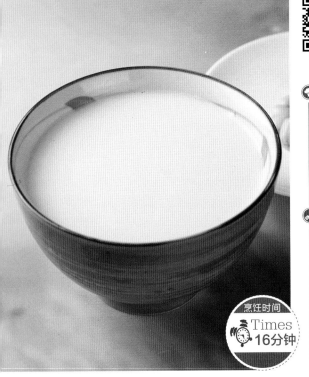

烹饪时间
Times
16分钟

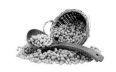

扁豆薏米冬瓜粥

◎口味: 清淡　◎烹饪方法: 煮

烹饪时间
Times
76分钟

🌏 原料

水发大米200克，水发白扁豆80克，
水发薏米100克，冬瓜50克，葱花少许

🍶 调料

盐2克，鸡粉3克

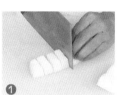
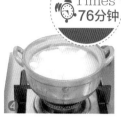
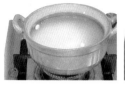
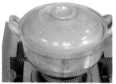
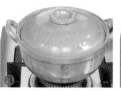
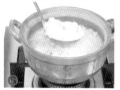

🥄 做 法

1. 洗净去皮的冬瓜切成小块。
2. 砂锅中注入适量清水，倒入备好的扁豆、薏米、大米。
3. 盖上盖，用大火煮开后转小火煮1小时至食材熟透。
4. 揭盖，放入冬瓜。
5. 盖上盖，续煮约15分钟，至食材完全熟透。
6. 揭盖，放入盐、鸡粉，拌匀调味。关火后盛出煮好的粥，装入碗中，撒上葱花即可。

◎ **制作指导**: 薏米事先最好浸泡2小时以上，这样易煮烂。而冬瓜本身较易熟烂，若是煮粥的时间较长，则冬瓜宜迟些再放。

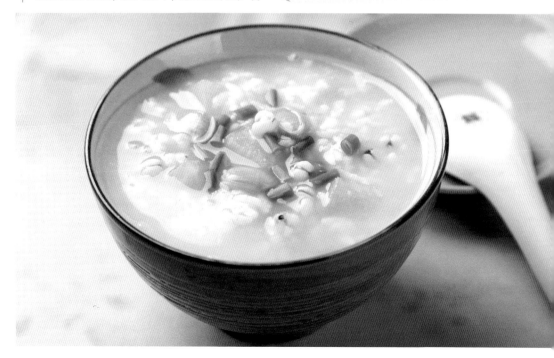

百合枇杷炖银耳

◎口味: 甜　◎烹饪方法: 煮

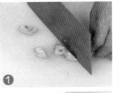
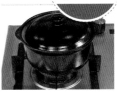
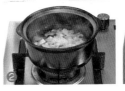
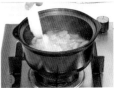
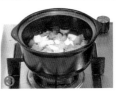
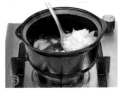

◎ 原料

水发银耳70克，鲜百合35克，枇杷30克

◎ 调料

冰糖10克

◎ 做法

1. 洗净的银耳去蒂，切成小块；洗好的枇杷切开，去核，再切成小块，备用。
2. 锅中注入适量清水烧开，倒入备好的枇杷、银耳。
3. 放入洗净的百合。
4. 盖上盖，烧开后用小火煮约15分钟。
5. 揭盖，加入适量冰糖，拌匀，煮至完全溶化。
6. 关火后盛出炖煮好的汤饮即可。

◎ **制作指导**: 银耳宜用温水泡发，泡发后应去掉未发开的部分。此甜品还可添加如雪梨、桂圆等食材，这样更能刺激患儿食欲。

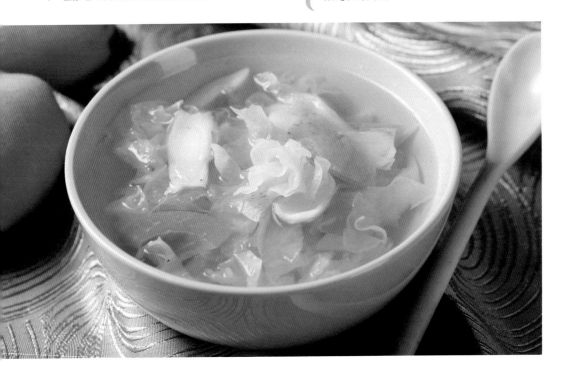

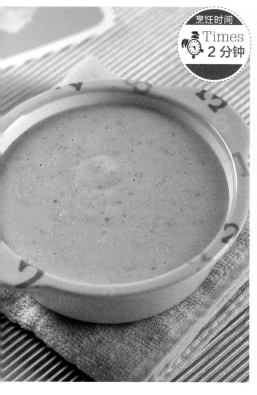

 核桃糊

◎口味: 清淡　◎烹饪方法: 煮

Times 2 分钟 烹饪时间

🐮 原 料

米碎70克，核桃仁30克

做 法

1.取来榨汁机，倒入备好的米碎，再注入适量清水，盖好盖子，搅拌片刻。2.断电后取出拌好的米碎，制成米浆，备用。3.把核桃仁放入榨汁机中，注入适量清水，盖上盖子，搅拌片刻。4.断电后倒出拌好的核桃仁，制成核桃浆，备用。5.汤锅置于火上加热，倒入核桃浆、米浆，拌匀，用小火续煮片刻至食材完全熟透。6.待浆汁沸腾后关火，盛出煮好的核桃糊，放入备好的小碗中，即可食用。

冬瓜陈皮海带汤

◎口味: 鲜　◎烹饪方法: 炸

🐮 原 料

冬瓜100克，海带50克，猪瘦肉100克，陈皮5克，姜片少许

🥣 调 料

盐2克，鸡粉2克，料酒3毫升

做 法

1.将洗净的冬瓜切成小块，洗好的海带切小块，洗净的瘦肉切成丁。2.砂锅中注入适量清水烧开，放入陈皮、姜片、瘦肉、海带，倒入适量料酒，搅匀。3.盖上盖，烧开后用小火炖20分钟，至食材熟软。4.揭盖，倒入冬瓜，搅匀，用小火炖15分钟，至全部食材熟透。5.放入适量盐、鸡粉，搅匀调味，盛出，装碗即可。

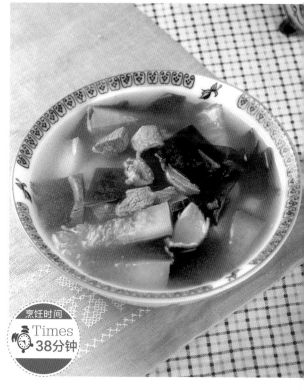

Times 38分钟 烹饪时间

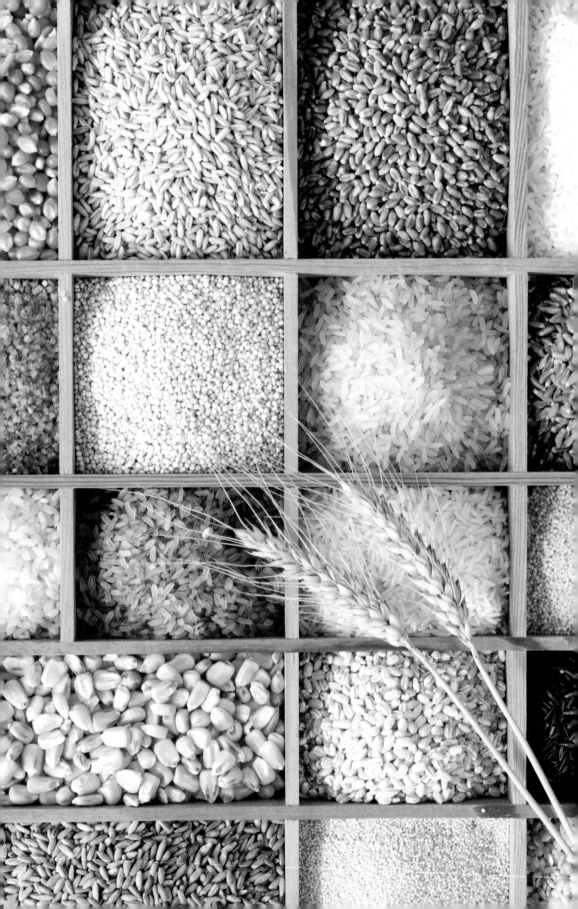

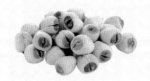

妈妈巧用心，
消化系统疾病不发愁

Part 3

消化系统疾病是仅次于呼吸系统疾病的小儿常见病，其中厌食、腹泻、便秘、呕吐等病症可谓是孩子的"老朋友"。疾病一再来袭，面对宝宝"拒食""呕吐""夜啼"等因消化系统疾病引发的症状时，父母往往因处理不当而焦头烂额，不仅自己辛苦，更让孩子跟着受累。那么，如何防治常见的消化道疾病？怎样帮孩子进行调养？这肯定是父母迫切想要了解的问题，下面就跟我们一起学习吧。

便秘

小儿便秘指大便干燥、坚硬，秘结不通，排便时间间隔较久（超过2天），或者虽有便意却排不出大便。便秘患儿常表现为粪便干燥、排便困难、肛门出血等，长期便秘的患儿还会引起食欲缺乏等。其病因有：饮食不足、生活不规律等。

饮食调养

1.多吃一些粗粮。粗粮含有丰富的膳食纤维，可以促进肠蠕动和排便。

2.多吃蔬菜水果。蔬菜水果富含维生素，可以维持肠道菌群平衡，防治便秘。

3.多吃富含油脂的食物。如核桃、花生等油脂含量高的食物，可以润肠通便。

4.少吃辛辣等对胃肠道有刺激的食品。如浓茶、咖啡及含有大量胡椒粉的食物等。

预防护理

1.养成良好的排便习惯。每日应定时排便，形成条件反射，且应注意排便的环境和姿势，应尽量方便，以免抑制便意。

2.慎用泻药。避免使用各种导泻药物或清肠排毒茶，以免加重病情。

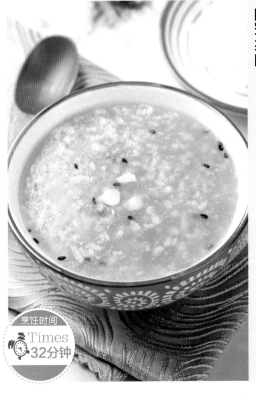

黑芝麻杏仁粥

◎口味：清淡　◎烹饪方法：煮

原料

水发大米100克，黑芝麻10克，杏仁12克，冰糖25克

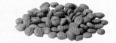

做法

1.砂锅中注入适量清水烧开，倒入清洗干净的大米及黑芝麻、杏仁，搅拌均匀。2.大火煮开之后转小火煮30分钟至食材完全熟软。3.放入备好的冰糖，搅拌均匀。盛出煮好的黑芝麻杏仁粥，即可食用。

烹饪时间 Times 32分钟

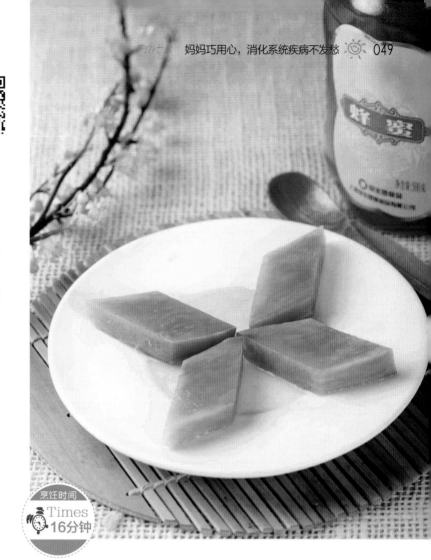

蜂蜜蒸红薯

◎口味：甜 ◎烹饪方法：蒸

烹饪时间
Times
16分钟

○ 原 料

红薯300克

○ 调 料

蜂蜜适量

○ 做 法

1. 洗净去皮的红薯修平整，切成菱形状。
2. 把切好的红薯摆入蒸盘中，备用。
3. 蒸锅上火烧开，放入蒸盘。盖上锅盖，用中火蒸约15分钟至红薯完全熟透。
4. 揭开锅盖，用夹子取出装有红薯的蒸盘。待稍微放凉后浇上适量蜂蜜，即可食用。

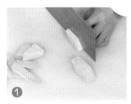
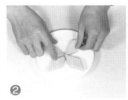
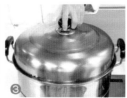
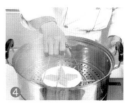

① ② ③ ④

○ 制作指导：红薯放凉后再淋上蜂蜜，可使成品口感更佳。若是甘甜型的红薯，还可减少蜂蜜的用量，也可用白糖、红糖来代替。

胡萝卜芹菜沙拉

◎口味: 甜　◎烹饪方法: 拌

烹饪时间
Times
2分钟

◎ 原 料

胡萝卜80克, 西芹70克, 柠檬20克

◎ 调 料

白醋5毫升, 胡椒粉2克, 蜂蜜5克,
橄榄油10毫升

◎ 做 法

1.洗净去皮的胡萝卜切丝; 洗好的西芹切成段。2.开水锅中, 倒入胡萝卜丝、芹菜丝, 煮至断生, 捞出, 放入凉水中冷却后捞出待用。3.取一个碗, 装入食材, 挤上柠檬汁, 加入少许白醋、胡椒粉、蜂蜜、橄榄油, 搅匀。4.将拌好的食材装入盘中即可食用。

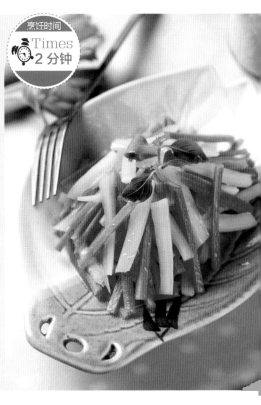

山楂韭菜豆汤

◎口味: 甜　◎烹饪方法: 煮

◎ 原 料

山楂90克, 韭菜、水发黄豆、豌豆各100克

◎ 调 料

红糖20克

◎ 做 法

1.清洗干净的韭菜切段; 洗好的山楂切小块, 备用。2.砂锅中注适量清水烧开, 放入洗净的黄豆、豌豆, 倒入洗净的山楂, 搅拌均匀。3.烧开后用小火煮约20分钟, 至食材完全熟透。4.放入备好的韭菜, 倒入适量的红糖, 拌匀调味。关火后盛出煮好的山楂韭菜豆汤即可。

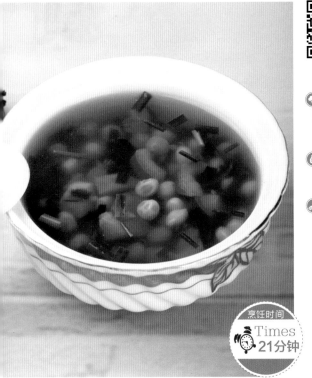

烹饪时间
Times
21分钟

韭菜叶汁

◎口味: 淡　◎烹饪方法: 煮

原 料

韭菜90克

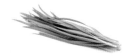

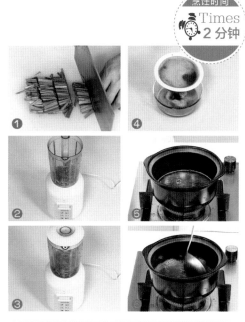

做 法

1. 将清洗干净的韭菜切成段，装入备好的盘中，备用。
2. 取榨汁机，选择搅拌刀座组合，倒入备好的韭菜段。
3. 倒入少许清水，盖上盖，选择"榨汁"功能，榨取韭菜汁。
4. 断电后揭盖，倒出韭菜汁，滤入碗中。
5. 将砂锅置于火上，倒入榨好的韭菜汁，调至大火，煮1分钟至汁液沸腾。
6. 关火后将韭菜叶汁装入备好的碗中即可。

> **制作指导**: 清洗韭菜前，应先浸泡一段时间，这样能更有效地去除残留的农药。在过滤韭菜汁时，可以用勺子稍稍搅拌，能缩短过滤的时间。

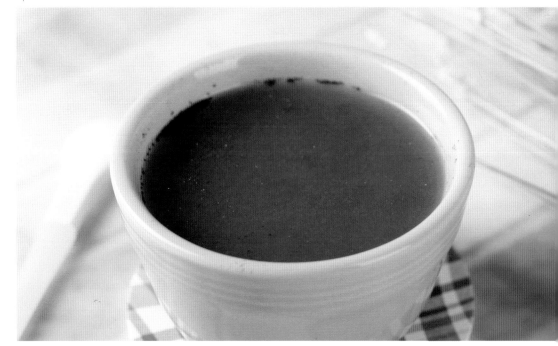

黑豆豆浆

◎口味: 清淡　◎烹饪方法: 煮

烹饪时间
Times
16分钟

原料

水发黑豆100克

调料

白糖适量

做法

1. 将已泡好的黑豆装入碗中，加入适量清水，用手搓洗干净。
2. 倒入滤网过滤，沥干水分。
3. 将黑豆倒入豆浆机，加水至水位线。
4. 盖上豆浆机机头，选择"五谷"程序开始打浆。待运转15分钟，即成豆浆。
5. 断电，取下机头，把榨好的豆浆倒入滤网，滤去豆渣。
6. 将滤好的豆浆倒入碗中，加入白糖，搅拌至溶化，待稍微放凉后即可饮用。

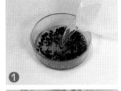
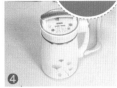
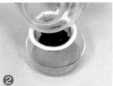
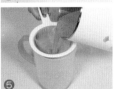
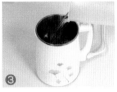
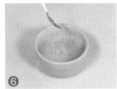

◎制作指导: 黑豆的蛋白质含量很高，可以不滤去豆渣而直接饮用，这样摄入的营养素会更加全面，对患儿病情有利。

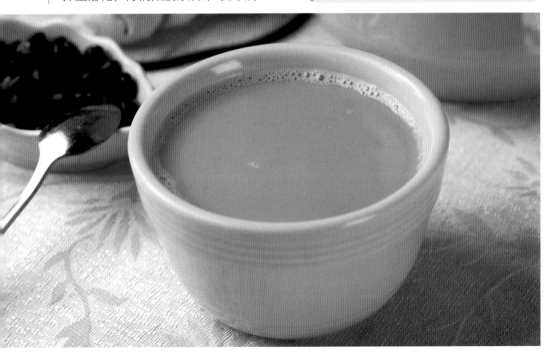

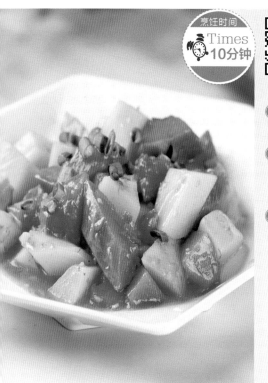

烹饪时间
Times
10分钟

土豆炖南瓜

◎口味：清淡　◎烹饪方法：焖

原料

南瓜300克，土豆200克，蒜末、葱花各少许

调料

盐、鸡粉各2克，蚝油10克，水淀粉5毫升，食用油适量，芝麻油2毫升

做法

1.洗净去皮的土豆切丁，去皮南瓜切小块。2.用油起锅，放入蒜末，爆香。放入备好的土豆丁、南瓜，炒匀。3.注入适量清水，加入少许盐、鸡粉、蚝油，炒匀。小火焖煮约8分钟，至食材完全熟软。4.大火收汁，倒入水淀粉勾芡，炒至食材熟透、入味，再淋少许芝麻油。5.盛出焖好的土豆炖南瓜，撒上葱花即成。

鲜藕枸杞甜粥

◎口味：甜　◎烹饪方法：煮

原料

莲藕300克，枸杞子10克，水发大米150克

调料

冰糖20克

做法

1.清洗干净的莲藕切成丁，备用。2.砂锅中注入适量清水烧开，倒入洗净的大米，小火煮约30分钟。3.放入切好的莲藕，加入清洗干净的枸杞子，续煮约15分钟至食材完全熟透。4.放入适量的冰糖，搅拌均匀，煮至冰糖完全溶化，盛出即可。

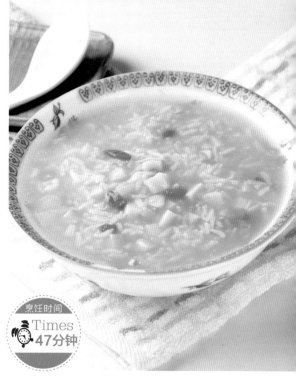

烹饪时间
Times
47分钟

腹泻

　　小儿腹泻，又名婴幼儿消化不良，是婴幼儿期的一种急性胃肠道功能紊乱，以腹泻、呕吐为主的综合征，以夏秋季节发病率最高。其主要表现是大便次数增多、排稀便。小儿腹泻的病因可分为体质因素、感染因素或消化功能紊乱等。

饮食调养

1.宜供给低渣饮食。低渣饮食可以减少食物在消化后给消化道留下的残渣量，从而减少粪便量，并排除机械性的刺激，减少胃肠道的蠕动。
2.预防脱水。宝宝腹泻时会消耗大量的水分，常服大麦茶可防止脱水。
3.忌过多食用高蛋白食物。高蛋白食物会导致腹泻加重，还会影响肠胃功能。

预防护理

1.注意空气流通。保持室内空气流通，可减少被病毒感染的机会。
2.注意腹部保暖。若腹部受凉会使肠蠕动加快，容易导致腹泻。
3.加强对体弱婴幼儿的护理。注意饮食和起居卫生，对轻型腹泻应及时就医治疗，以免拖延成重型腹泻。

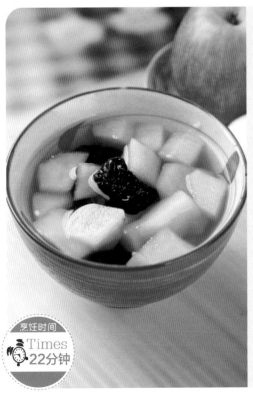

黑枣苹果汤

◎口味：甜　◎烹饪方法：煮

🥗 原料
黑枣15克，苹果100克

🥄 调料
白糖5克

📝 做法
1.清洗干净的苹果切开，去籽，去皮，切成小块。2.砂锅中注入适量清水烧开，倒入洗好的黑枣、切好的苹果，用大火煮20分钟至食材完全熟透。3.加入适量白糖，搅拌至完全溶化。4.关火后盛出煮好的甜汤，装在备好的碗中即可。

烹饪时间
Times
22分钟

胡萝卜白米香糊

◎口味：清淡　◎烹饪方法：煮

🥘 原料

胡萝卜100克，大米65克

🧂 调料

盐2克

⏱ 做法

1. 将洗好的胡萝卜切丁，装入盘中备用。
2. 取榨汁机，把胡萝卜放入杯中。向杯中加入清水，将胡萝卜榨成汁，盛入碗中。
3. 选干磨刀座组合，将大米放入杯中。
4. 拧紧杯子与刀座，套在榨汁机上，选择"干磨"功能，将大米磨成米碎，盛出。
5. 奶锅置于火上，倒入胡萝卜汁，用大火煮沸，轻轻搅拌几下，倒入米碎。
6. 用勺子持续搅拌2分钟，至煮成米糊。调入适量盐，搅至入味，装碗即可。

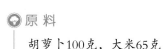
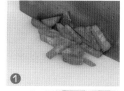
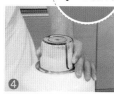
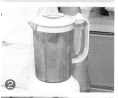
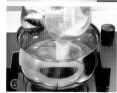
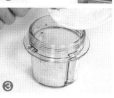
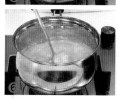

💡 **制作指导**：将胡萝卜切碎后再榨汁，不仅可缩短榨汁的时间，还能减少对榨汁机的损坏。大米事先浸泡后再磨，会使最后的米糊更加浓稠。

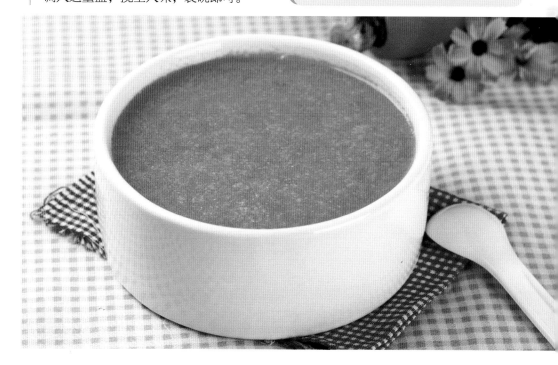

蛋黄豆腐碎米粥

◎口味: 鲜 　◎烹饪方法: 煮

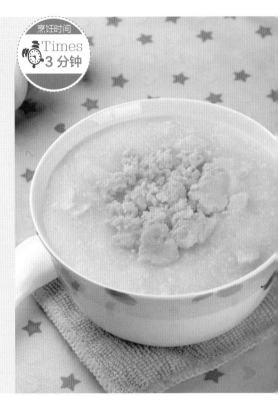

烹饪时间
Times
3 分钟

原料

鸡蛋1个，豆腐95克，大米65克

调料

盐少许

做法

1.汤锅中加入适量清水，放入鸡蛋，小火煮至熟，取出。2.洗好的豆腐切成丁；熟鸡蛋去壳，取出蛋黄，将蛋黄压烂。3.取榨汁机，选干磨刀座组合，将大米磨成米碎。4.汤锅中加清水，倒入米碎，拌煮至其成米糊。5.加盐、拌匀，倒入豆腐，拌煮约1分钟至豆腐熟透。6.把煮好的米糊倒入碗中，放入蛋黄即可。

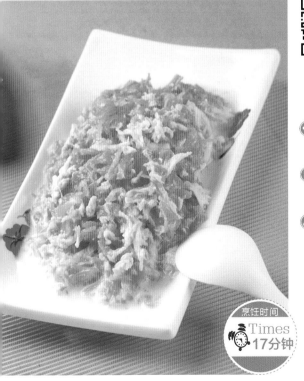

鸡肉拌南瓜

◎口味: 鲜 　◎烹饪方法: 拌

原料

鸡胸肉100克，南瓜200克，牛奶80毫升

调料

盐少许

做法

1.洗净的南瓜切丁，与鸡肉一同装碗中，加盐、清水，待用。2.分别将装好盘的南瓜、鸡肉放入烧开的蒸锅中，用中火蒸约15分钟。3.取出蒸熟的鸡肉、南瓜，将鸡肉撕成丝。4.将鸡肉丝倒入碗中，放入南瓜、牛奶，拌匀；盛出，装盘，再淋上少许牛奶即可。

烹饪时间
Times
17分钟

红糖山药粥

◎口味：甜　◎烹饪方法：煮

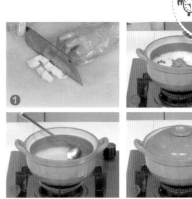

烹饪时间
Times
67分钟

原 料

大米80克，去皮山药150克，红糖30克，枸杞子15克

调 料

白糖6克，水淀粉适量

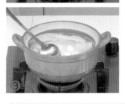
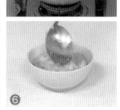

做 法

1. 洗净的山药切厚片，改切小块。
2. 砂锅中注入适量清水烧开，倒入洗净的大米，拌匀。
3. 待锅中水烧开，加入切好的山药，拌匀。
4. 用大火煮开后转小火续煮至食材完全熟软，放入枸杞子，拌匀，再加入适量红糖，搅拌至完全溶化。
5. 关火后加盖，焖5分钟至食材入味。
6. 揭盖，搅拌一下，盛出煮好的粥，放上少许枸杞子点缀即可。

制作指导：清洗山药时应戴手套，以免过敏。切好的山药若不马上使用，应立即放入水中，以防止氧化变黑，影响外观及营养成分。

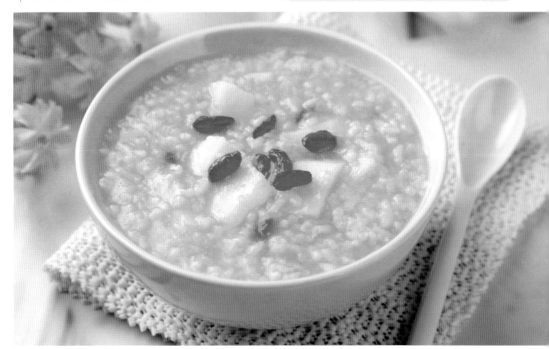

白萝卜稀粥

◎口味：清淡　◎烹饪方法：煮

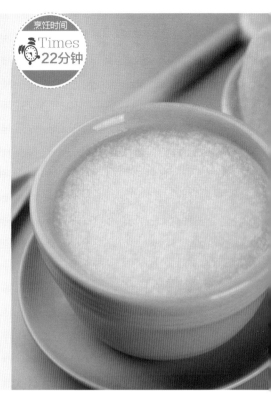

烹饪时间 Times 22分钟

原料

水发米碎80克，白萝卜120克

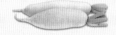

做法

1.洗好去皮的白萝卜切小块，装盘待用。2.取榨汁机，选择搅拌刀座组合，放入白萝卜，注入温开水，选择"榨汁"功能，榨取汁水。3.砂锅置于火上，倒入白萝卜汁，用中火煮至沸，倒入米碎，搅匀。4.烧开后用小火煮约20分钟至食材熟透，搅拌一会儿，盛出即可。

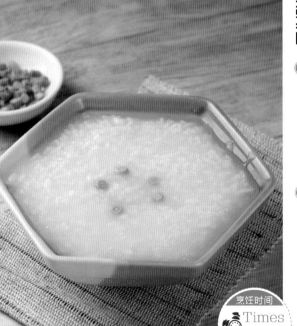

黄芪粥

◎口味：清淡　◎烹饪方法：煮

原料

水发大米170克，黄芪15克

 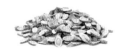

做法

1.砂锅中注入适量清水烧开，倒入洗净的黄芪。2.盖上盖，煮沸后用小火煮约15分钟，至其析出有效成分，揭盖，取出黄芪，待用。3.砂锅中倒入洗净的大米，搅拌匀，盖上盖，煮沸后用小火煮约30分钟，至大米熟透。4.揭盖，盛出煮好的米粥，装入汤碗中，放上煮好的黄芪即成。

烹饪时间 Times 47分钟

糯米红薯粥

◎口味：甜　◎烹饪方法：煮

烹饪时间
Times
19分钟

🍠 原 料

水发红豆90克，糯米65克，板栗肉85克，红薯100克

🥄 调 料

白糖7克

🍳 做 法

1.将洗好沥干的糯米磨成糯米粉，泡好的红豆磨成红豆末，装碗。

2.将去皮的红薯切成薄片，洗好的板栗肉改切小块，放在蒸盘中，摆好。

3.烧开蒸锅，放入蒸盘，用中火蒸约15分钟至食材熟软，取出放凉即可。

4.将放凉的红薯剁成末，板栗剁成细丁。

5.热水锅中倒入糯米粉，煮沸，倒入红豆粉、板栗丁、红薯末，搅匀，煮成米糊。

6.撒上白糖，搅匀，煮至糖分溶化，盛出煮好的米粥，放在小碗中即可。

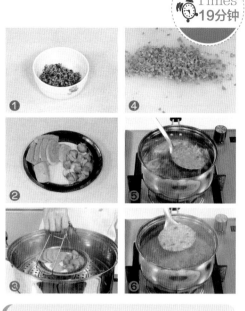

💧 制作指导：将红豆泡开，沥干水分后再放入搅拌机，磨出的红豆粉不仅细腻，而且口感也很松软。红薯和板栗应尽量切碎，这样可以节省更多时间。

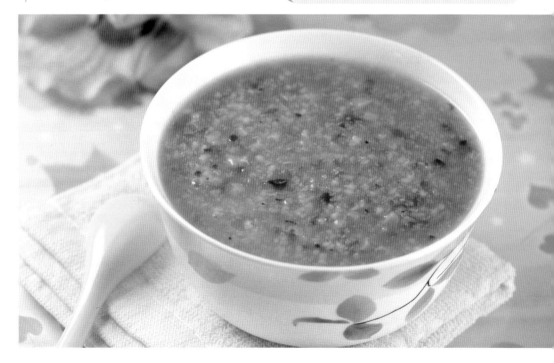

腹痛

腹痛，是指胸骨下、脐的两旁及耻骨以上部位发生疼痛。小儿的腹痛一般可分为功能性和器质性的病变，最常见的症状为肠痉挛、阵发性、无规律痛，下腹坠痛、脓血便等。其病因主要是其他疾病所引起，如营养不良、蛔虫症、胆囊炎等。

饮食调养

1.营养均衡，进食要有规律。食物要富有营养，如牛奶、鸡蛋、鱼、豆制品、面条、粥、新鲜蔬菜、水果等，营养素的摄入要全面。
2.多吃助消化的食物。宜食用对肠胃消化有利的食物，如山药、扁豆、鸡肫等。
3.忌吃辛辣油腻的食物，少吃生冷的食物，以免损伤胃肠道。

预防护理

1.适量运动，加强锻炼。运动有助于增强体质，预防肠胃感染引起腹痛。
2.注意腹部保暖。及时增减衣服，避免腹部着凉而加重腹痛。
3.适当的按揉和热敷。小儿腹痛时，家长可以轻揉儿童腹部，但动作一定要缓慢，以防伤及内脏，或者用热毛巾进行热敷，都能较好的缓解症状。

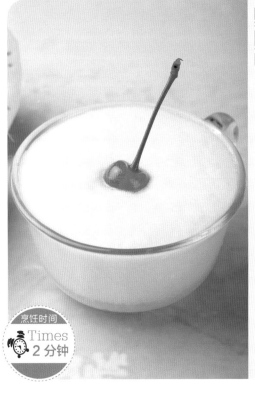

烹饪时间
Times
2分钟

萝卜莲藕汁

◎口味：清淡　◎烹饪方法：榨汁

原料

白萝卜、莲藕各120克

调料

蜂蜜适量

做法

1.洗净的莲藕切成丁，洗好去皮的白萝卜切成丁，备用。2.取榨汁机，倒入切好的白萝卜、莲藕。3.加入适量纯净水，选择"榨汁"功能，榨出蔬菜汁。4.加入少许蜂蜜，选择"榨汁"功能，搅拌均匀。将榨好的蔬菜汁倒入备好的杯中即可。

鹌鹑蛋牛奶

◎口味: 甜　　◎烹饪方法: 煮

烹饪时间
Times
2 分钟

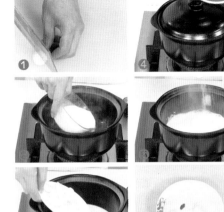

原 料

熟鹌鹑蛋100克，牛奶80毫升

调 料

白糖5克

做 法

1. 熟鹌鹑蛋对半切开，备用。
2. 砂锅中注入适量清水烧开，倒入牛奶。
3. 放入鹌鹑蛋，搅拌片刻。
4. 盖上锅盖，烧开后用小火煮约1分钟。
5. 揭盖，加入白糖，搅匀，煮至溶化。
6. 盛出煮好的汤料，装入碗中，待稍微放凉即可食用。

> 🍽 制作指导: 牛奶不宜加热过久，且加热温度不宜过高，以免破坏其营养。若是不喜欢吃甜食，还可不放白糖或用其他调料来代替。

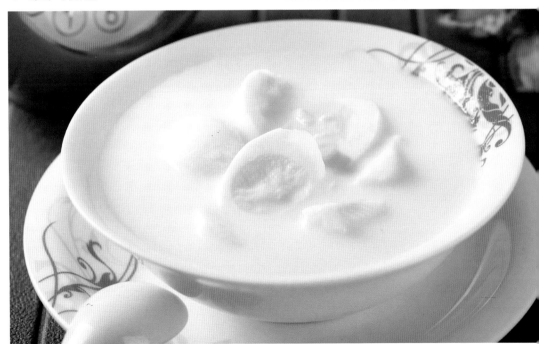

补虚饴糖豆浆

◎口味: 甜　◎烹饪方法: 煮

烹饪时间
Times
16分钟

原料

水发黄豆40克, 饴糖少许

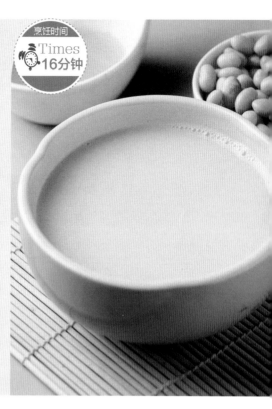

做法

1.将已浸泡8小时的黄豆倒入碗中, 注入适量清水, 用手搓洗干净。2.将洗好的黄豆倒入豆浆机中, 注水至水位线即可, 放入备好的饴糖。3.选择"五谷"程序, 开始打浆。4.待豆浆机运转约15分钟, 即成豆浆; 把煮好的豆浆倒入滤网, 滤取豆浆。5.将滤好的补血饴糖豆浆倒入备好的杯中, 即可食用。

胡萝卜南瓜粥

◎口味: 淡　◎烹饪方法: 煮

原料

水发大米80克, 南瓜90克, 胡萝卜60克

做法

1.清洗干净的胡萝卜切成粒, 洗净去皮的南瓜切成粒, 备用。2.砂锅中注入适量清水烧开, 倒入洗净的大米, 放入切好的南瓜、胡萝卜, 搅拌均匀。3.烧开后用小火煮约40分钟至食材完全熟软。4.关火后盛出煮好的粥, 装入备好的碗中, 即可食用。

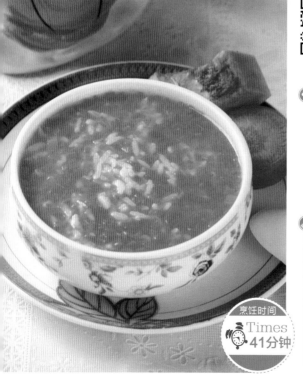

烹饪时间
Times
41分钟

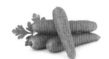

莲子糯米羹

◎ 口味：甜 ◎ 烹饪方法：煮

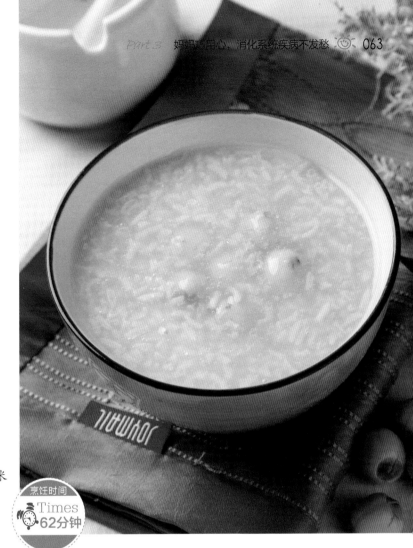

烹饪时间
Times
62分钟

原料

莲子100克，糯米
60克

调料

白糖10克

做法

1. 砂锅置火上，注入适量清水烧开。
2. 放入备好的糯米和莲子，拌匀，使米粒散开。
3. 盖上盖，烧开后用小火煮约60分钟，至食材熟透。
4. 揭盖，加入少许白糖，拌匀，用中火煮至溶化，关火后盛出煮好的糯米羹即可。

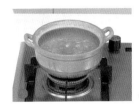
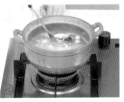
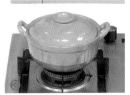
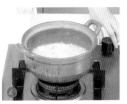

制作指导：煮此汤前，最好将莲子先煮，这样会节省最后烹饪的时间。盛出前可用适量水淀粉勾芡，这样汤羹的口感更佳。

桂圆红枣藕粉羹

◎口味: 甜　◎烹饪方法: 煮

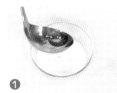
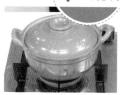
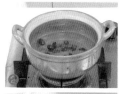
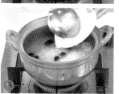
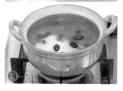
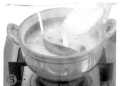

烹饪时间
Times
36分钟

原 料

水发糯米60克，藕粉55克，红枣、
桂圆肉各少许

调 料

冰糖30克

做 法

1.把藕粉装入碗中，加入少许清水，搅
匀，待用。

2.砂锅中注入适量清水烧热，倒入桂圆
肉、红枣。

3.再倒入洗好的糯米，搅匀。

4.盖上锅盖，烧开后用小火煮至其熟软。

5.揭开盖，倒入冰糖，搅匀，煮至溶化。

6.倒入备好的藕粉，快速搅匀，使汤汁更
浓稠。盛出煮好的藕粉羹，装入备好的碗
中，即可食用。

◎ 制作指导: 桂圆肉干浸泡后容易煮
透，其入锅煮时，还可连同浸泡桂圆的
水一同入锅。糯米不易消化，因此可以
煮得更久一点，使其更加熟烂。

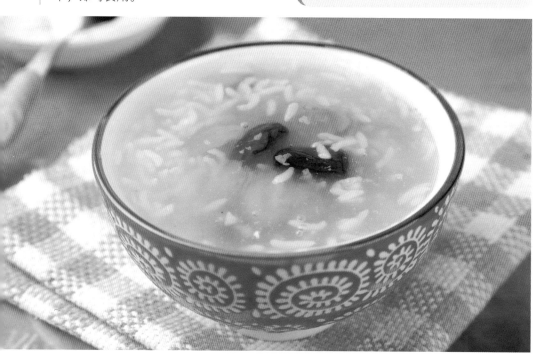

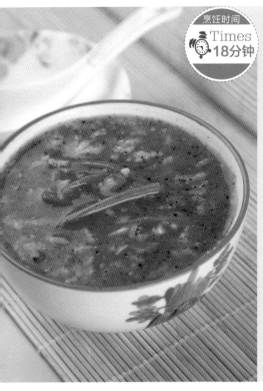

红薯栗子饭

◎口味：清淡　◎烹饪方法：煮

🌏 原料

红薯200克，胡萝卜120克，板栗肉15克，稀饭230克，黑芝麻粉35克

🥣 调料

芝麻油适量

⚒ 做法

1.锅中注入适量清水烧开，放入板栗肉，煮至断生，捞出。2.洗净的胡萝卜、红薯切细丝，放凉的板栗肉切细丝。3.砂锅置于火上，倒入芝麻油、板栗、胡萝卜、红薯，炒香。加适量清水，煮至沸腾。4.放入稀饭，搅散，烧开后用小火煮约15分钟至熟，倒入黑芝麻粉，拌匀煮沸。盛出，即可食用。

清炖牛肉汤

◎口味：鲜　◎烹饪方法：炖

🌏 原料

牛腩块270克，胡萝卜120克，白萝卜160克，葱条、姜片、八角各少许

🥣 调料

料酒8毫升

⚒ 做法

1.去皮洗净的胡萝卜、白萝卜分别切滚刀块。2.开水锅中倒入洗好的牛腩块，淋料酒，大火煮约2分钟，撇去浮沫，捞出。3.砂锅中注水烧开，放入葱条、姜片、八角，倒入氽过水的牛腩块，淋料酒，氽去腥味。4.烧开后用小火煲至牛腩变软，倒入胡萝卜、白萝卜，小火续煮至食材熟透，搅拌几下，再拣出八角、葱条和姜片，盛出即成。

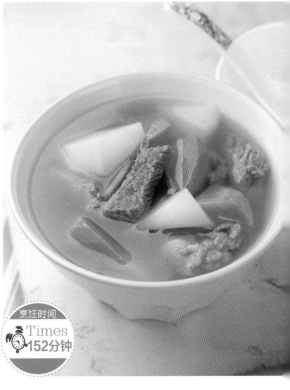

呕吐

呕吐是指食管、胃或肠道呈逆蠕动并伴有腹肌强力痉挛和收缩，迫使食道和胃内容物从口和鼻涌出。根据病因不同可分为消化道梗阻性呕吐、营养及代谢性紊乱、药物或周期性呕吐等。呕吐常伴有其他症状，如面色苍白、厌食、头痛等。

饮食调养

1.饮食清淡易消化。呕吐缓解后，宜吃清淡容易消化的食物，如蛋、鲫鱼、粥、面条、红枣和莲子汤等。

2.饭前饭后忌冷饮。饭前饭后喝冷饮，会影响咽喉部位血液循环，不利于康复。

3.食物宜新鲜、清洁，还要避免暴饮暴食，不要过食辛辣、炙烤和肥腻的食物。

预防护理

1.加强体育锻炼。患儿应当在平时加强体育锻炼，增强身体抵抗力，防止感染。

2.注意婴幼儿的呕吐。哺乳后竖抱小儿身体，让其趴在母亲的肩上，轻拍背部至打嗝，排出空气以防吐奶。

3.忌擅自使用止吐药。除有医嘱外，不要给宝宝吃任何止吐药，尤其含有阿司匹林的药物，会使宝宝患瑞氏综合征。

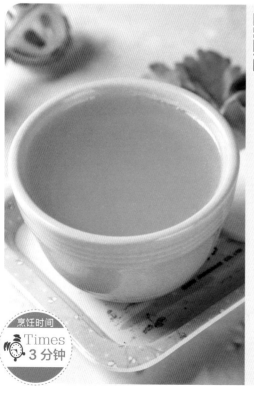

芹菜白萝卜汁

◎口味：甜　　◎烹饪方法：榨汁

🔾原料

芹菜45克，白萝卜200克

做法

1.将清洗干净的芹菜切成碎末状，洗好去皮的白萝卜切成丁，备用。2.取榨汁机，选择搅拌刀座组合，倒入切好的芹菜、胡萝卜。3.注入适量温开水，选择"榨汁"功能，榨取蔬菜汁。4.断电后倒出芹菜白萝卜汁，滤入备好的碗中，即可食用。

烹饪时间
Times
3分钟

姜汁豆浆

◎口味: 甜   ◎烹饪方法: 煮

烹饪时间
Times
16分钟

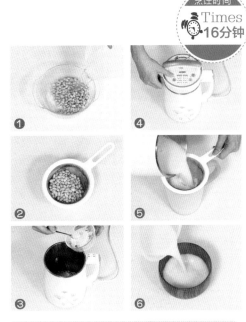

◎ 原 料

生姜片25克，水发黄豆60克

◎ 调 料

白糖少许

◎ 做 法

1.将已浸泡8小时的黄豆倒入碗中，加入适量清水，用手搓洗干净。

2.将洗好的黄豆倒入滤网，沥干水分。

3.把洗好的黄豆倒入豆浆机中，倒入姜片，加入适量白糖。

4.注水至水位线即可，盖上豆浆机机头，选择"五谷"程序，开始打浆。

5.待豆浆机运转约15分钟，即成豆浆。豆浆倒入滤网，滤取豆浆。

6.倒入碗中，用汤匙捞去浮沫，待稍微放凉后即可饮用。

◎ 制作指导: 若不喜欢姜味，可以多加些白糖调味。此豆浆宜煮熟后趁热饮用，尤其是儿童患病期间，常食能缓解呕吐症状。

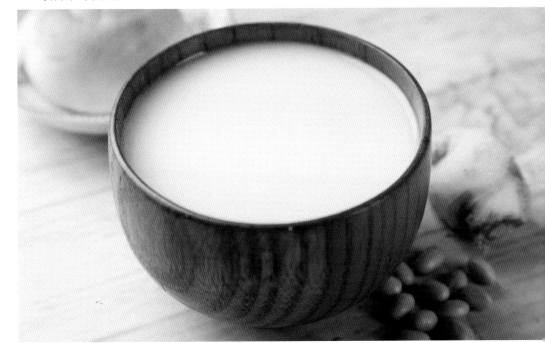

柑橘山楂饮

◎口味: 酸　　◎烹饪方法: 煮

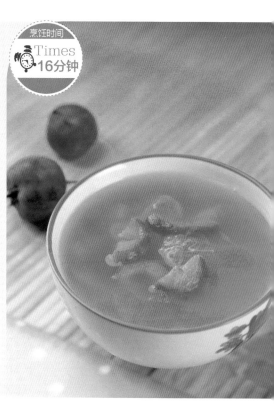

烹饪时间
Times
16分钟

原料

柑橘100克，山楂80克

做法

1.将洗净的柑橘去皮，果肉分成瓣；清洗干净的山楂去核，切成小块。2.砂锅中注入适量清水烧开，倒入洗净的柑橘、山楂。3.盖上锅盖，用小火煮约15分钟，至其析出有效成分。4.揭开盖，略微搅动片刻。将煮好的柑橘山楂饮盛出，装入洗净备好的碗中，即可食用。

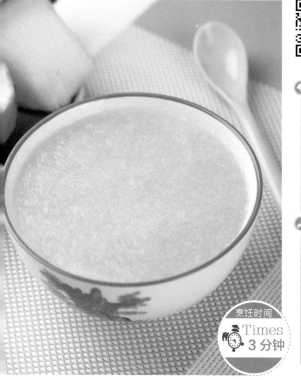

甘蔗冬瓜汁

◎口味: 甜　　◎烹饪方法: 榨汁

原料

甘蔗汁300毫升，冬瓜270克，橙子120克

做法

1.冬瓜去皮，切薄片；橙子切小瓣，去皮。2.锅中注水烧开，倒入冬瓜，煮5分钟，至其熟软，捞出待用。3.取榨汁机，选择"搅拌"刀座组合，倒入橙子、冬瓜，加入甘蔗汁，选择"榨汁"功能，榨取蔬果汁。4.取下搅拌杯，倒出汁水，装入碗中即可饮用。

烹饪时间
Times
3分钟

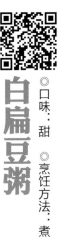

白扁豆粥

◎口味：甜　◎烹饪方法：煮

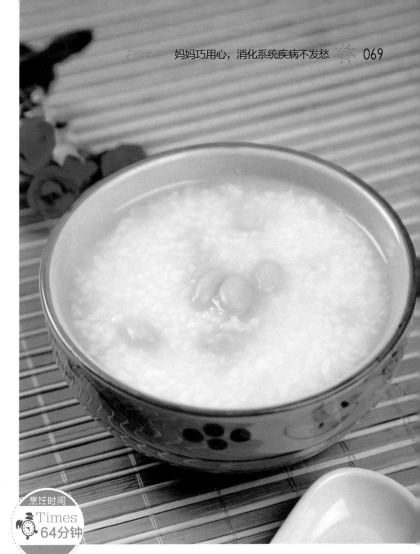

烹饪时间
Times
64分钟

◉ 原料

　白扁豆100克，粳
米100克

◉ 调料

　冰糖20克

◉ 做法

1. 砂锅中注水烧开，倒入泡好的粳米。
2. 加入泡好的白扁豆，拌匀。
3. 加盖，用大火煮开后转小火续煮1小时至食材熟软。
4. 揭盖，加入适量的冰糖，搅拌至冰糖完全溶化。关火后盛出煮好的白扁豆粥，装入备好的碗中即可。

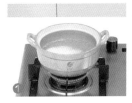 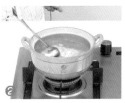 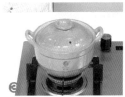 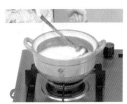

◎ 制作指导：白扁豆比较难熟，需要事先浸泡4小时左右。还可用红糖或蜂蜜来代替白糖，若是不爱甜味，还可放盐等其他调料。

鲫鱼苦瓜汤

◎口味：鲜　◎烹饪方法：煮

原料

净鲫鱼400克，苦瓜150克，姜片少许

调料

盐2克，鸡粉少许，料酒3毫升，食用油适量

做法

1.苦瓜切成片。2.用油起锅，放入姜片、鲫鱼，用小火煎一会儿，转动炒锅，煎出焦香味。翻转鱼身，用小火再煎一会儿，至两面断生。淋上少许料酒，再注入适量清水，加入鸡粉、盐，放入苦瓜片。3.盖上锅盖，用大火煮约4分钟，至食材熟透。取下锅盖，搅动几下。4.盛出煮好的苦瓜汤，放在碗中即可。

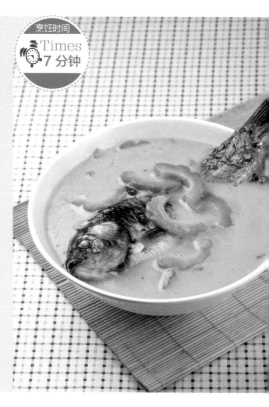

黄瓜米汤

◎口味：清淡　◎烹饪方法：煮

原料

水发大米120克，黄瓜90克

做法

1.清洗干净的黄瓜切成碎末，备用。2.砂锅中注入适量的清水烧开，倒入洗好的大米，搅拌均匀。大火烧开后用小火煮1小时至其完全熟软。3.倒入备好的黄瓜，搅拌均匀，用小火续煮5分钟。4.搅拌一会儿，盛出黄瓜米汤，装入备好的碗中即可。

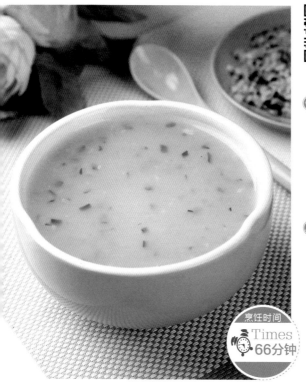

陈皮绿豆汤

◎口味：甜　◎烹饪方法：煮

烹饪时间
Times
58分钟

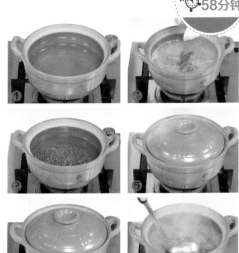

🍲 原　料

　　水发绿豆200克，水发陈皮丝8克

🍯 调　料

　　冰糖适量

🔪 做　法

　　1.砂锅中注入适量清水，用大火烧开。

　　2.倒入备好的绿豆，搅拌匀。

　　3.盖上锅盖，煮开后转小火煮40分钟至其完全熟软。

　　4.揭开锅盖，倒入泡软的陈皮，搅匀。

　　5.盖上锅盖，续煮15分钟。

　　6.揭开锅盖，倒入冰糖，搅匀，煮至溶化。关火后将煮好的绿豆汤盛出，装入碗中即可。

💡 制作指导：绿豆较难煮熟，可先用高压锅煮熟后再煮汤，这样可以节省时间。此外，陈皮不宜煮太久，以免影响其口感。

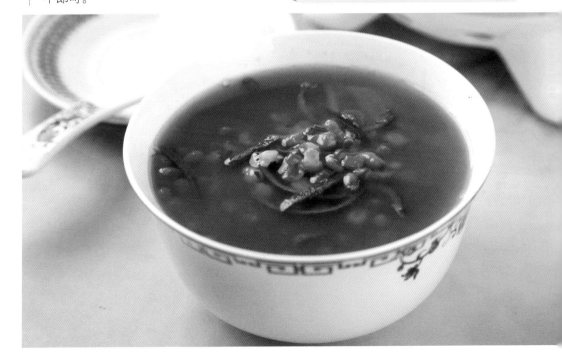

厌食

小儿厌食症是指小儿（主要是3～6岁）较长期食欲减退或食欲缺乏。厌食常表现为呕吐、食欲缺乏、腹泻、腹胀、贫血、便血、无力、情绪低落等。引起小儿厌食的原因有很多，包括全身性疾病的影响、微量元素缺乏、喂养不当等。

饮食调养

1.荤素搭配，营养均衡。膳食平衡的基础上，变换食谱和口味，增强食欲。
2.饮食清淡，多吃健胃消食的食物，如胡萝卜、白萝卜、麦芽粥、山药等。
3.忌强迫进食。强迫孩子进食，只会让孩子产生逆反心理，加重厌食情绪。
4.忌食生冷、油炸、香燥、辛辣等食物。

预防护理

1.营造轻松的进餐环境。吃饭要安排在一个固定的地方，让孩子注意力集中，自己动手吃饭，培养良好的饮食习惯。
2.注意孩子的情绪变化，防止忧思、惊恐损伤脾胃。
3.建立合理的生活饮食习惯。充足的睡眠、良好的饮食习惯有助于增进孩子食欲，缓解厌食症状。

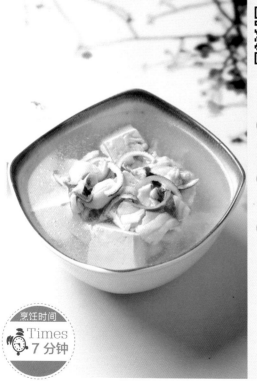

橘皮鱼片豆腐汤

◎口味：鲜　◎烹饪方法：煮

🌱 **原料**

草鱼肉260克，豆腐200克，橘皮少许

🥄 **调料**

盐2克，鸡粉、胡椒粉各少许

🍴 **做法**

1.将洗净的橘皮切细丝，草鱼肉切片，洗净的豆腐切小方块。2.开水锅中倒入豆腐块，大火煮约3分钟，再加入少许盐、鸡粉。拌匀调味，放入鱼肉片，搅散，撒上适量胡椒粉。3.转中火煮约2分钟，至食材熟透，倒入橘皮丝，拌煮出香味，装碗即可。

烹饪时间
Times
7分钟

西红柿汁

◎口味: 甜　◎烹饪方法: 榨汁

烹饪时间
Times
3分钟

◎ 原 料

西红柿130克

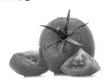

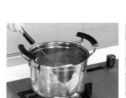

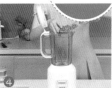

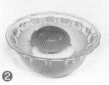

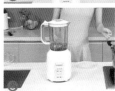

◎ 做 法

1.锅中注入适量清水烧开，放入清洗干净的西红柿。

2.关火后烫一会儿，至表皮皱裂，捞出西红柿，浸在凉开水中。

3.待凉后剥去表皮，再把果肉切小块。

4.取备好的榨汁机，倒入切好的西红柿。

5.注入适量纯净水，盖好盖子。

6.选择"榨汁"功能，榨出西红柿汁。断电后倒出西红柿汁，装入杯中即成。

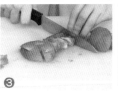

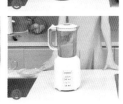

◎ **制作指导**: 西红柿烫的时间不宜太久，以免果汁的口感变差。西红柿尽量切得细小些，这样更有利于其营养物质的析出。

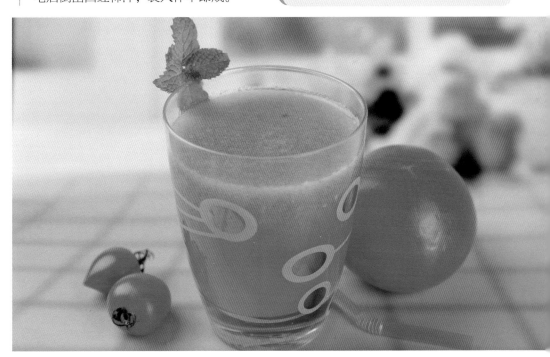

山楂豆腐

◎口味: 酸　◎烹饪方法: 炒

原料

豆腐350克, 山楂糕95克, 姜末、蒜末、葱花各少许

调料

盐、鸡粉各2克, 老抽2毫升, 生抽3毫升, 陈醋6毫升, 白糖3克, 水淀粉、食用油各适量

做法

1.山楂糕切小块, 豆腐切小块。2.热锅中注油烧热, 放豆腐, 搅散, 用中火炸约90秒, 放山楂糕, 搅散, 炸干, 捞出, 沥干油。3.锅底留油烧热, 倒入姜末、蒜末, 注入清水, 加生抽、鸡粉、盐、陈醋、白糖, 炒匀。4.倒入炸好的食材, 翻炒均匀, 淋入老抽, 炒匀上色。用中火略煮至入味, 倒入水淀粉, 炒匀。盛出装盘, 撒上葱花即可。

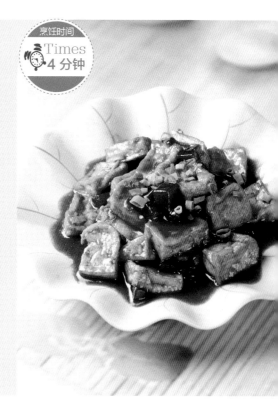

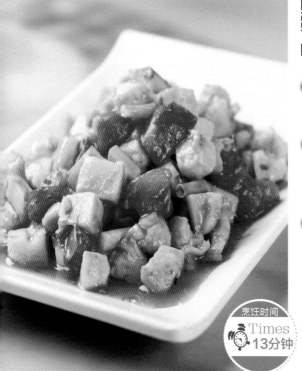

茄汁莲藕炒鸡丁

◎口味: 甜　◎烹饪方法: 榨汁

原料

西红柿100克, 莲藕130克, 鸡胸肉200克, 蒜末、葱段各少许

调料

盐3克, 鸡粉少许, 水淀粉4毫升, 白醋8毫升, 番茄酱、白糖各10克, 料酒、食用油各适量

做法

1.莲藕切丁, 西红柿切小块, 鸡胸肉切丁。2.鸡肉丁加盐、鸡粉、水淀粉, 搅匀, 倒入食用油, 腌渍10分钟。3.开水锅中, 加盐、白醋、藕丁, 搅匀, 略煮, 捞出, 沥干。4.油锅中放蒜、葱、鸡肉丁、料酒, 放入西红柿, 炒匀。5.倒入莲藕、番茄酱、盐、白糖, 炒匀, 装盘即可。

金橘豆浆

◎口味: 淡　◎烹饪方法: 煮

烹饪时间
Times
25分钟

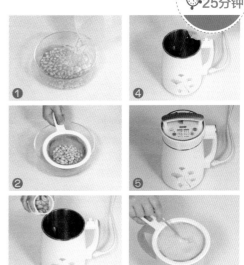

① ④
② ⑤
③ ⑥

◯ 原 料

金橘120克，水发黄豆120克

◯ 做 法

1.将已浸泡8小时的黄豆倒入碗中，注入适量清水，用手搓洗干净。

2.把洗好的黄豆倒入滤网中，沥干水分，待用。

3.取豆浆机，倒入清洗干净的黄豆、切好的金橘。

4.注入适量清水，至水位线即可。

5.盖上豆浆机机头，选择"五谷"程序，开始打浆，待豆浆机运转约25分钟，即成豆浆。

6.将打好的豆浆倒入滤网中，用勺子搅拌，滤取豆浆，倒入备好的杯中，待稍凉后即可饮用。

◯ 制作指导: 金橘洗净后不用去皮，直接切块后放入豆浆机中，这样可以减少营养物质的流失，补充营养，缓解小儿厌食的症状。

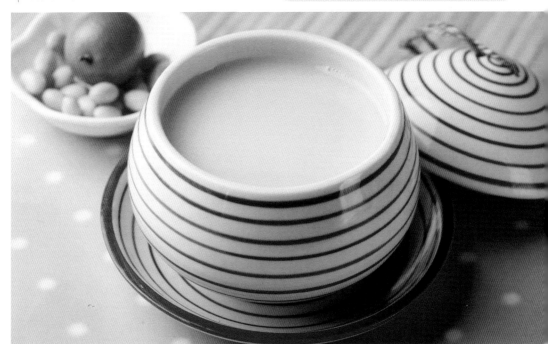

苹果胡萝卜泥

◎口味: 甜　◎烹饪方法: 煮

烹饪时间
Times
17分钟

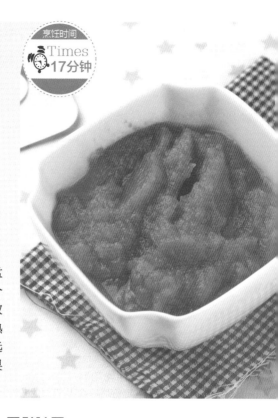

原料

苹果90克,胡萝卜120克

调料

白糖10克

做法

1.将去皮的苹果切瓣, 去核, 改切成小块; 胡萝卜切丁。2.把苹果、胡萝卜分别装入盘中, 再放入烧开的蒸锅中。3.用中火蒸15分钟至熟, 把蒸熟的胡萝卜和苹果取出。4.取榨汁机, 选择搅拌刀座组合, 杯中放入蒸熟的胡萝卜、苹果。再加入白糖, 盖紧盖, 选择"搅拌"功能。5.将胡萝卜、苹果搅成果蔬泥, 把苹果胡萝卜泥倒入碗中即可。

菠萝莲子羹

◎口味: 清淡　◎烹饪方法: 煮

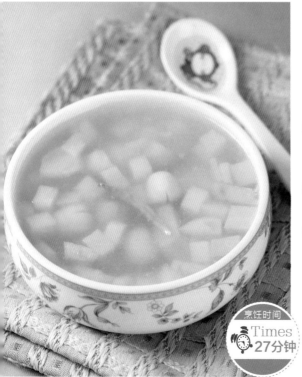

烹饪时间
Times
27分钟

原料

水发莲子150克, 菠萝55克, 太子参少许

调料

冰糖、水淀粉各适量

做法

1.洗净的菠萝切成丁块。2.砂锅中注入适量清水烧热, 倒入太子参、莲子。3.烧开后中火煮约20分钟, 倒入冰糖。4.中火续煮约5分钟, 至其溶化, 倒入切好的菠萝, 拌匀。5.倒入水淀粉勾芡, 至汤汁浓稠。关火后盛出汤羹装入备好的碗中即可。

开胃酸梅汤

◎口味: 酸　◎烹饪方法: 煮

烹饪时间
Times
30分钟

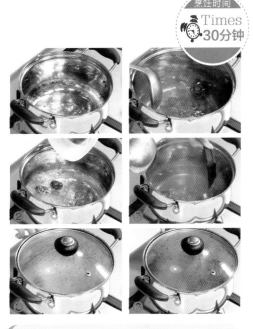

◎ 原 料

　鲜山楂30克，麦芽、酸梅各20克

◎ 调 料

　冰糖适量

◎ 做 法

1. 锅中注入适量的清水烧开。
2. 倒入洗好的酸梅和麦芽，搅拌均匀。
3. 盖上锅盖，烧开后转中火煮15分钟至其析出营养成分。
4. 揭开盖子，倒入洗净切好的山楂，搅拌均匀。
5. 盖上盖子，续煮10分钟，揭开盖，倒入适量的冰糖，搅拌均匀。
6. 再盖上锅盖，稍煮一会儿至冰糖溶化。揭盖，将煮好的汤水盛出，装入碗中，待稍微放凉即可饮用。

◎ 制作指导: 麦芽可以用锅干炒一下再煮，味道会更香。酸梅尽管有刺激食欲的作用，但其酸味较重，为了吸引儿童食用，可以增加冰糖的用量。

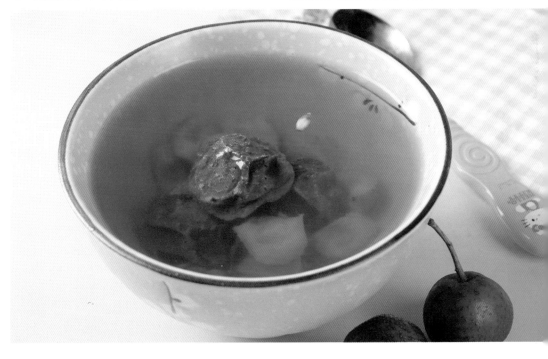

疳积

疳积是由于喂养不当，致使脾胃功能受损、气液耗伤而逐渐形成的一种慢性病证，婴幼儿多见。小儿疳积患者常表现为面黄肌瘦、睡眠不安、食欲减退或呕吐，严重者还会水肿，影响正常发育。本病经及时治疗、合理调护，多数预后良好。

饮食调养

1.加强营养，多食鱼、肉、大豆等高蛋白食物，加工熟软后再食，以助消化。
2.宜食健脾助消化的食物，如山楂及山楂制品、麦芽、鸡内金、萝卜子等。
3.忌食刺激性食物。忌食辛辣、炙烤、油炸、爆炒之品，以免助湿生热；忌食生冷瓜果、性寒滋腻等损害脾胃、难以消化的食物。

预防护理

1.纠正不良饮食习惯。饮食偏嗜、过食肥甘滋补、贪吃零食、饥饱无常等，是造成小儿疳积的主要原因。
2.合理安排小儿的生活起居，保证充足的睡眠，坚持户外活动，增强体质。
3.适当按摩缓解病情。按摩是辅助治疗小儿疳积的重要手段，按摩手法一定要轻柔，还可在被按摩者的皮肤上涂抹润肤油，以减轻小儿的不适感。

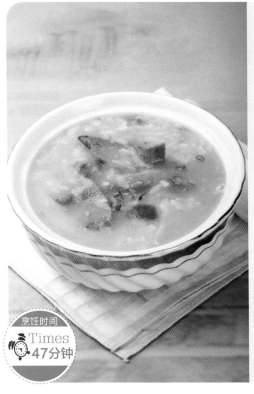

芝麻猪肝山楂粥

◎口味：鲜 ◎烹饪方法：煮

原料
猪肝150克，水发大米120克，山楂100克，水发花生米90克，白芝麻15克，葱花少许

调料
盐、鸡粉各2克，水淀粉、食用油各适量

做法
1.山楂去除头尾，去果核，切小块；猪肝切薄片。2.猪肝片加盐、鸡粉、水淀粉、食用油，腌渍约10分钟。3.开水锅中倒入大米、花生米，搅散。煮沸后用小火煮至食材熟软，倒入山楂、白芝麻，搅匀。续煮至食材熟透，放入猪肝，煮至变色。4.加盐、鸡粉，拌匀，煮至入味，盛出，撒葱花即成。

烹饪时间
Times
47分钟

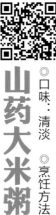

山药大米粥

◎口味：清淡　◎烹饪方法：煮

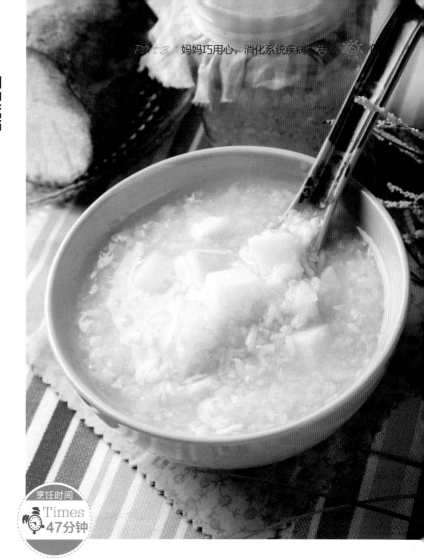

烹饪时间
Times
47分钟

原料

水发大米100克，
山药100克

调料

盐2克

做法

1. 将去皮洗净的山药切开，再切小块。
2. 砂锅中注入适量清水烧开，倒入山药块。放入备好的大米，拌匀，使米粒散开。
3. 烧开后用小火煮约45分钟，至食材完全熟透，加入少许盐，拌匀调味，用中火略煮。
4. 关火后盛出煮好的山药大米粥，装在备好的碗中，即可食用。

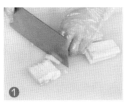
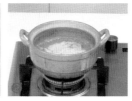
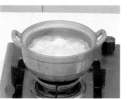
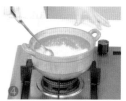

制作指导：切山药的时候最好戴上手套，这样能避免黏液沾上皮肤，引起瘙痒。且切好后的山药要用清水浸泡，可以避免变色。

白萝卜汤

◎口味: 甜　◎烹饪方法: 煮

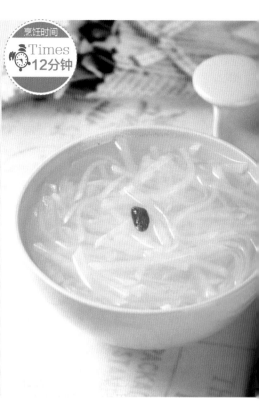

○ 原 料

白萝卜300克

○ 调 料

冰糖20克

○ 做 法

1.将洗净去皮的白萝卜切成丝，备用。2.砂锅中注入适量清水烧开，倒入萝卜丝，搅散。3.盖上锅盖，煮约10分钟至食材完全熟透。4.揭开锅盖，放入适量冰糖，搅拌均匀，煮至冰糖完全溶化。5.关火后盛出煮好的白萝卜汤，装入备好的碗中，即可食用。

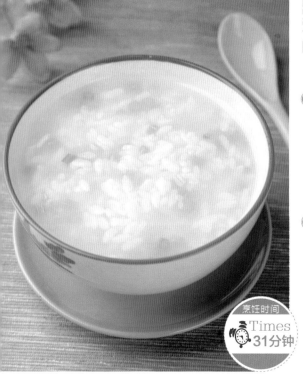

芹菜大米粥

◎口味: 清淡　◎烹饪方法: 煮

○ 原 料

水发大米120克，芹菜45克

○ 做 法

1.洗好的芹菜切成丁，待用。2.砂锅中注入适量清水烧热，倒入洗好的大米，搅匀。盖上锅盖，烧开后用小火煮约10分钟。3.揭开锅盖，倒入备好的芹菜，搅拌均匀。4.再盖上锅盖，用小火续煮约20分钟至食材熟透。5.关火后盛出煮好的粥，装入碗中即可。

清蒸鱼饼

◎口味：鲜　◎烹饪方法：煮

烹饪时间
Times
16分钟

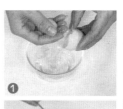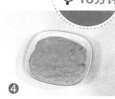
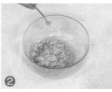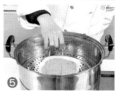
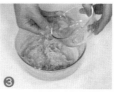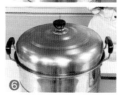

⦿ 原 料

鱼肉泥300克，鸡蛋1个，姜末少许

⦿ 调 料

盐3克，鸡粉、胡椒粉各2克，食用
油少许

⦿ 做 法

1.鸡蛋打开，把蛋清倒入碗中，待用。

2.鱼肉泥装入碗中，撒上姜末，加入少许
盐、鸡粉，撒上少许胡椒粉，拌匀。

3.倒入蛋清，搅拌均匀。

4.取一个蒸盘，抹上少许食用油，倒入拌
好的鱼肉泥，摊开铺匀，制成鱼肉饼。

5.蒸锅置于火上烧开，放入蒸盘。

6.盖上盖，用中火蒸约15分钟至其完
全熟透，揭盖，取出蒸盘，待稍微放凉
后，即可食用。

◎制作指导：鱼肉应尽量购买新鲜
的，这样蒸出来的鱼饼才更加鲜嫩爽
口。鱼肉蒸好后可趁热浇上适量番茄
酱，能增添色泽与口感。

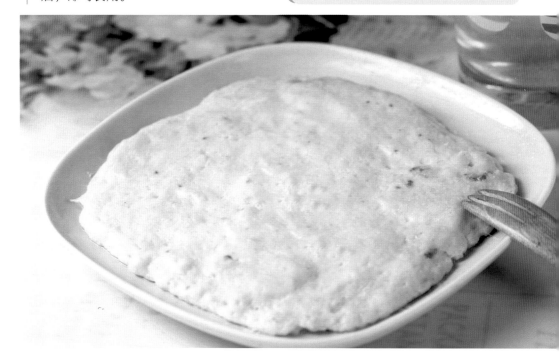

胡萝卜鸡蛋羹

◎口味: 鲜　◎烹饪方法: 煮

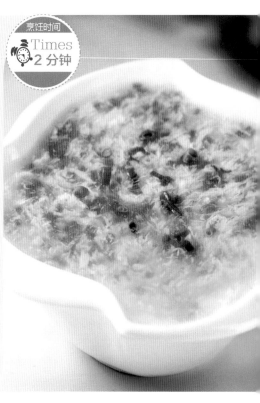

烹饪时间
Times
2分钟

原料

鸡蛋1个，胡萝卜100克，葱花少许

调料

盐、鸡粉各2克，芝麻油2毫升，水淀粉20毫升，食用油少许

做法

1.鸡蛋打入碗中，打散、调匀，制成蛋液，待用。2.洗净去皮的胡萝卜切成粒。3.开水锅中倒入胡萝卜粒，加盐、鸡粉，再淋入适量食用油，搅匀，煮至汤汁沸腾，淋入水淀粉，搅至汤汁黏稠。4.再倒入蛋液，搅至液面浮起蛋花，淋上芝麻油，拌匀，续煮至汤羹入味。5.盛出煮好的鸡蛋羹，装入汤碗中，最后撒上葱花即可。

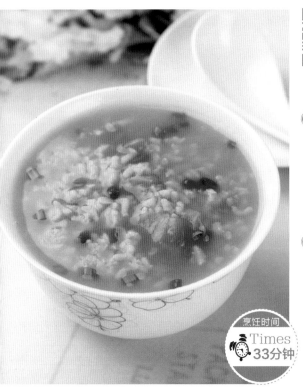

烹饪时间
Times
33分钟

鸡内金红豆粥

◎口味: 清淡　◎烹饪方法: 煮

原料

水发大米140克，水发红豆75克，葱花少许，鸡内金少许

做法

1.砂锅中注入适量清水，大火烧开。2.倒入备好的鸡内金、红豆，放入洗好的大米，拌匀。3.盖上锅盖，煮开后用小火煮约30分钟至其完全熟透。4.揭开盖，搅拌均匀。5.关火后盛出煮好的鸡内金红豆粥，撒上葱花，待粥稍微晾凉后即可食用。

燕麦小米豆浆

◎口味: 清淡　◎烹饪方法: 煮

烹饪时间 Times 21分钟

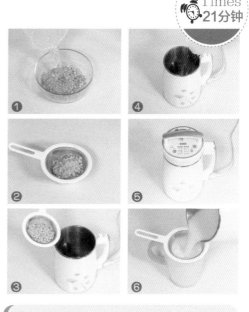

原料

燕麦、小米各30克，水发黄豆50克

做法

1. 将已浸泡8小时的黄豆、小米、燕麦倒入碗中，加入适量清水，用手搓洗干净。
2. 将洗好的材料倒入滤网，沥干水分。
3. 把洗好的材料倒入豆浆机中。
4. 注入适量清水，至水位线即可。
5. 盖上豆浆机机头，选择"五谷"程序，开始打浆，待豆浆机运转约20分钟，即成豆浆。
6. 将豆浆机断电，把煮好的豆浆倒入滤网，滤取豆浆，倒入碗中，用汤匙撇去浮沫即可。

制作指导: 燕麦和小米可先泡发，再适当用清水淘一下较好，泡发后的燕麦和小米更易打碎。若是喜欢吃甜食，还可加点冰糖。

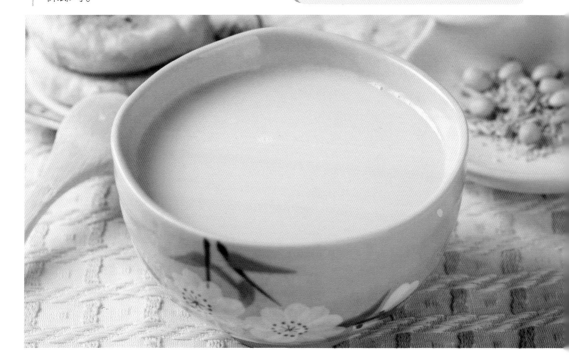

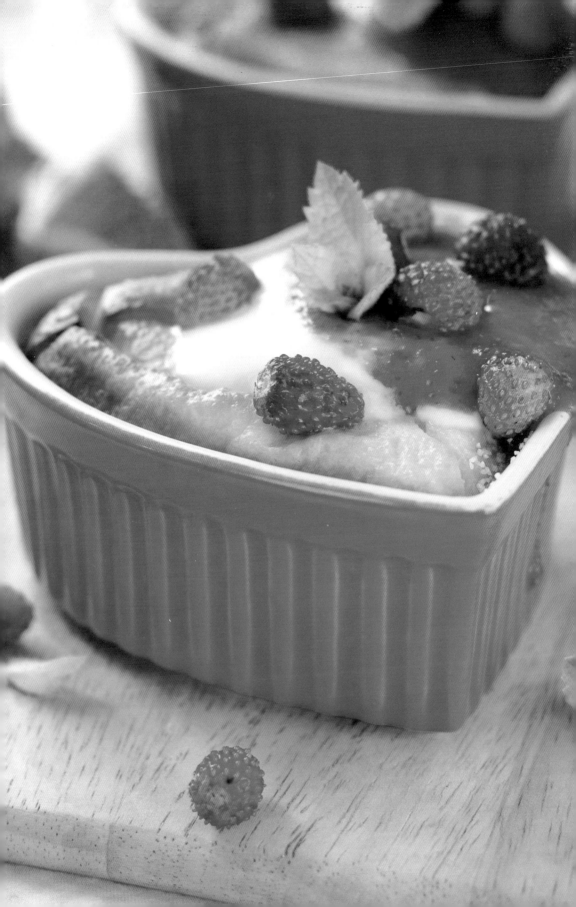

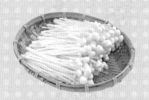

妈妈巧用心，
营养性疾病不发愁

Part 4

　　"平时也没少注意给孩子补充营养，可为什么还是会出现营养素缺乏症呢？"这可能是令很多家长都困惑不已的问题。事实上，孩子吃得多、吃得好，并不代表吃得健康。由于饮食结构和习惯不当，孩子患营养性疾病的概率也大大增加。帮孩子摄取到均衡、充足的营养，其重要性不言而喻，而孩子患上营养性疾病后如何进行调养，父母们也不可小觑。本章将从日常饮食调养的角度出发，帮助父母们应对5种常见的小儿营养性疾病。

营养不良

营养不良是指热量或蛋白质不足而致的慢性营养缺乏症。目前所见营养不良多为婴儿期喂养方法不当或疾病因素所造成，如迁延性婴儿腹泻、慢性肠炎或各种酶缺乏所致的吸收不良综合征等，常表现为精神不振、皮肤苍白、毛发干枯等。

饮食调养

1. 提倡母乳喂养。母乳营养完善，婴幼儿食用可减少营养不良的发生。
2. 营养均衡。多补充富含蛋白质、锌、铁、钙和维生素的食物。
3. 注意烹调方式。应以蒸、煮、炖为主，既易消化又能增强食欲。
4. 忌食高糖食物。巧克力等甜味食物会助湿生痰，造成纳谷不香、饮食无味等。

预防护理

1. 养成良好的睡眠规律，纠正晚睡晚起的习惯，保证充足的睡眠。
2. 增强户外锻炼和其他游戏活动等，能促进血液循环，增强体质，使其保持轻松愉悦的心情，增强饮食兴趣，改善营养吸收。
3. 定期进行体格检查，家长要注意对儿童生长发育的监测，对于发育迟缓的儿童，应及时就医。

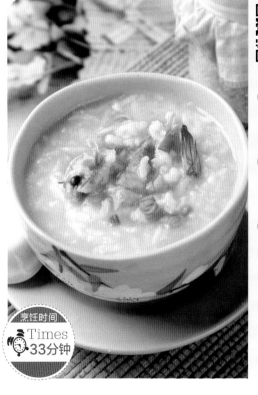

鲜虾粥

◎口味: 鲜　◎烹饪方法: 煮

原料

基围虾200克，水发大米300克，姜丝、葱花各少许

调料

料酒4毫升，盐、胡椒粉各2克，食用油少许

做法

1. 处理好的虾切去虾须，切开背部去除虾线。2. 砂锅中注水烧热，倒入备好的大米，搅拌片刻。大火烧开后转小火煮至熟软，加入少许食用油。3. 倒入虾、姜丝、盐、料酒、胡椒粉，搅匀调味。4. 续煮2分钟使其入味，持续搅拌片刻。盛出，撒上葱花即可。

烹饪时间
Times
33分钟

花菜香菇粥

◎口味: 清淡　◎烹饪方法: 煮

◎ **原 料**

西蓝花100克，花菜、胡萝卜各80克，大米200克，香菇、葱花各少许

◎ **调 料**

盐2克

◎ **做 法**

1.去皮的胡萝卜切丁，香菇切条；花菜去除菜梗，再切小朵；西蓝花去除菜梗，再切小朵。

2.砂锅中注入适量清水烧开，倒入洗好的大米。

3.盖上盖，大火煮开后转小火煮40分钟。

4.揭盖，倒入切好的香菇、胡萝卜、花菜、西蓝花，拌匀。

5.再盖上盖，续煮15分钟至食材熟透。

6.揭盖，放入盐，拌匀调味。盛出煮好的粥，装入碗中，撒上葱花即可。

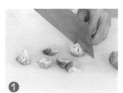
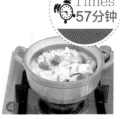
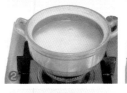
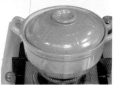
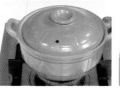
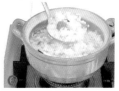

◎ **制作指导**: 大米可以先泡发后再煮，且花菜和西蓝花应尽量切得小一点，这样能减少烹煮的时间，且食用起来会更加方便。

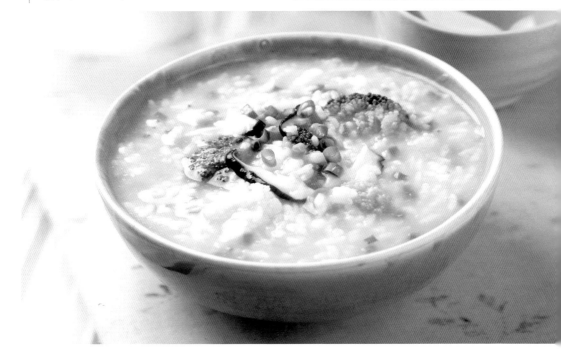

白萝卜炖鹌鹑

◎口味: 鲜　◎烹饪方法: 煮

原料
白萝卜300克, 鹌鹑肉200克, 党参3克, 红枣、枸杞子各2克, 姜片少许

调料
盐、鸡粉各2克, 料酒9毫升, 胡椒粉适量

做法
1.去皮的白萝卜切块; 锅中注水烧开, 倒入鹌鹑肉, 汆去血渍, 淋入料酒, 去腥味, 捞出。2.砂锅中注水烧开, 倒入鹌鹑肉, 放入姜片、党参、枸杞子、红枣、料酒, 拌匀调味。3.用小火煲煮约30分钟, 倒入白萝卜, 拌匀, 用小火续煮约15分钟至食材熟透, 加入少许盐、鸡粉、胡椒粉, 拌匀调味。4.关火后盛出煮好的汤料即可。

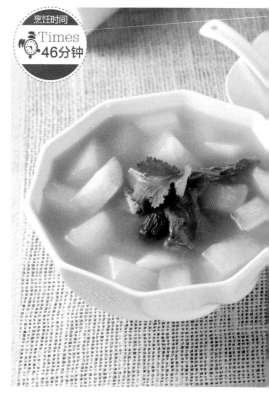

带鱼南瓜汤

◎口味: 鲜　◎烹饪方法: 煮

原料
带鱼270克, 南瓜170克, 青椒丝、红椒丝、葱丝、蒜末各少许

调料
盐、鸡粉各2克, 料酒6毫升, 生抽4毫升

做法
1.洗净去皮的南瓜切成小段, 处理好的带鱼切小段, 备用。2.砂锅中注入适量清水烧开, 放入带鱼, 淋入少许料酒, 盖上盖, 用小火煮约15分钟。3.揭盖, 倒入蒜末、南瓜, 再盖上盖, 用小火续煮约15分钟至熟。4.揭盖, 加入盐、鸡粉、生抽, 拌匀, 倒入青椒丝、红椒丝、葱花, 拌匀, 用大火略煮片刻。5.关火后盛出煮好的汤料即可。

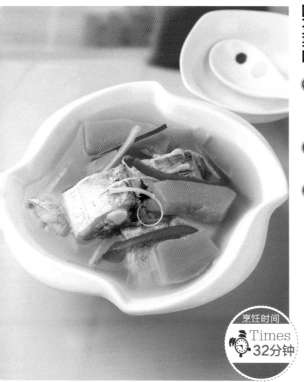

牛奶蛋黄粥

◎口味：鲜　◎烹饪方法：煮

烹饪时间 Times 31分钟

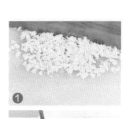
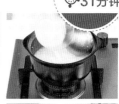
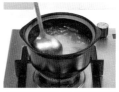
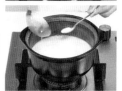
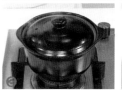
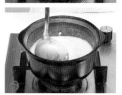

🌸 原　料

水发大米130克，牛奶70毫升，熟蛋黄30克

🔔 调　料

盐适量

🍳 做　法

1. 将熟蛋黄切碎，备用。
2. 砂锅中注入适量清水烧开，倒入洗净的大米，搅拌均匀。
3. 盖上盖，烧开后用小火煮约30分钟至大米熟软。
4. 揭开盖，放入熟蛋黄，倒入备好的牛奶，搅拌匀。
5. 加入少许盐，搅匀调味。
6. 略煮片刻至食材入味，关火后盛出煮好的粥，装入碗中即可。

◎ **制作指导**：大米应先泡发后再煮，可以节省时间，且煮粥时要经常搅动食材，以免煳锅。同时，还可将盐换成白糖添加到粥中。

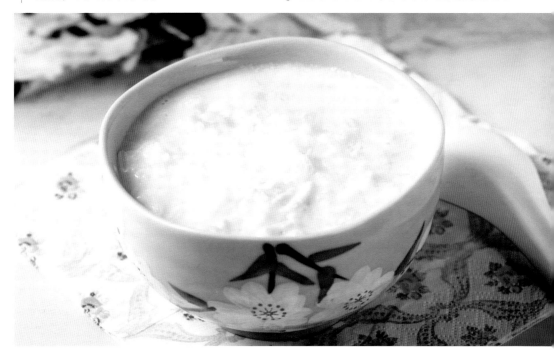

银鱼豆腐面

◎口味: 鲜　◎烹饪方法: 煮

原料

面条160克，豆腐80克，黄豆芽40克，银鱼干少许，柴鱼片汤500毫升，蛋清15克

调料

盐2克，生抽5毫升，水淀粉适量

做 法

1.将洗净的豆腐切成小方块，备用。

2.开水锅中倒入备好的面条，搅匀，用中火煮至面条熟透，捞出，沥干水分。

3.另起锅，注入备好的柴鱼汤，放入洗净的银鱼干。

4.拌匀，用大火煮沸，加盐、生抽，再倒入洗净的黄豆芽，放入豆腐块，拌匀。

5.淋适量水淀粉，拌匀，煮至食材熟透。

6.再倒入蛋清，边倒边搅拌，制成汤料。取一个汤碗，放入煮熟的面条，再盛入汤料即成。

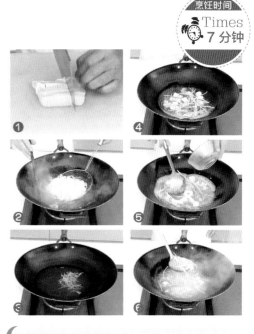

◎制作指导: 注意焯煮面条的时间不宜过久，以免影响最后拌面的口感。水淀粉的用量可适当多一些，这样面条的口感更佳。

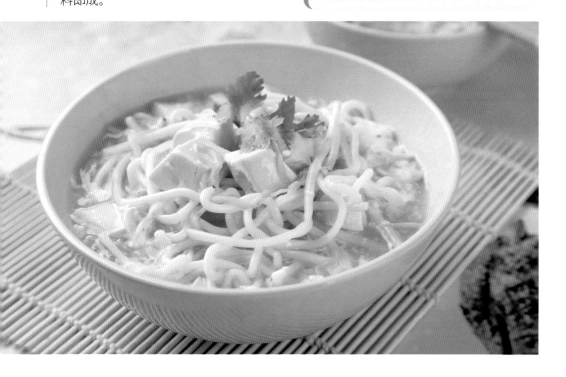

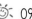

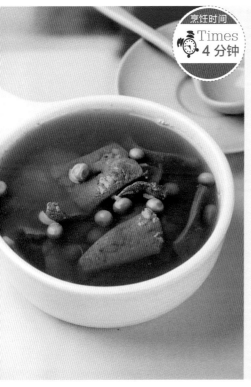

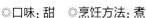

豌豆猪肝汤

◎口味: 鲜　◎烹饪方法: 煮

🕐 烹饪时间 Times 4 分钟

🥦 原 料

猪肝240克，豌豆80克，姜片少许

🧂 调 料

生抽3毫升，盐、鸡粉各2克，料酒4毫升，水淀粉、胡椒粉各适量

🍳 做 法

1. 处理干净的猪肝切成片装入碗中，加入适量盐、料酒、水淀粉，搅拌均匀，备用。
2. 开水锅中放入备好的姜片，倒入洗净的豌豆，搅拌片刻。加入适量盐、生抽，用大火略煮片刻。
3. 倒入备好的猪肝，搅匀，加入适量鸡粉、胡椒粉。
4. 搅拌片刻至食材入味，撇去汤中浮沫，装入碗中即可。

雪梨银耳牛奶

◎口味: 甜　◎烹饪方法: 煮

🥦 原 料

雪梨120克，水发银耳85克，牛奶100毫升

🧂 调 料

冰糖25克

🍳 做 法

1. 将去皮洗净的雪梨切开，去除果核，再切小块。
2. 砂锅中注入适量清水烧热，倒入雪梨块，放入备好的银耳，拌匀。
3. 盖上盖，大火烧开后转小火煮约35分钟，至食材熟透。
4. 揭盖，注入牛奶，撒上备好的冰糖，搅匀，转中火煮至糖分溶化。
5. 关火后盛出煮好的银耳甜汤，装在碗中即可。

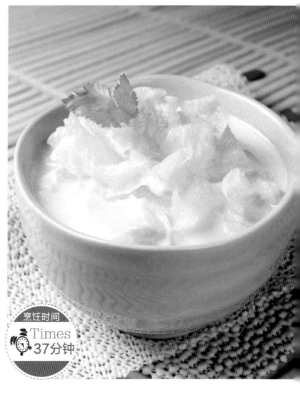

🕐 烹饪时间 Times 37 分钟

肥胖症

肥胖症是指体内脂肪堆积过多或分布异常，体重增加的一种慢性代谢性疾病。有单纯性肥胖和继发性肥胖两大类，儿童大多为前者。患儿一般食欲较好，喜食油腻、甜食，体态肥胖、皮下脂肪肥厚，严重肥胖者还会换气困难，造成缺氧等。

饮食调养

1.饭前喝汤，规律饮食。饭前喝汤会产生饱腹感，减缓食物消化速度，增进食欲。吃饭应定时定量，切勿暴饮暴食。

2.合理摄入营养素。应根据营养素膳食参考指南按需摄入各类营养素，同时控制热量和脂肪的摄入，帮助减肥。

预防护理

1.睡眠适当。睡眠过度或者失眠对身体都会产生不良的影响，特别是对于儿童来说，更应安排和调整睡眠时间，养成规律的作息，对增强机体代谢功能和预防肥胖有利。

2.加强锻炼，减少脂肪沉积。培养孩子对运动的兴趣，选择合适的运动方式，运动时间应控制在1小时左右，这样更有益于脂肪的分解。

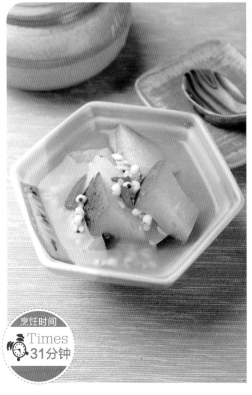

烹饪时间
Times
31分钟

薏米炖冬瓜

◎口味：清淡　◎烹饪方法：煮

◎ 原料

冬瓜230克，薏米60克，姜片、葱段各少许

◎ 调料

盐、鸡粉各2克

◎ 做法

1.洗好的冬瓜去瓤，再切成小块，备用。2.砂锅中注入适量清水烧热。3.倒入备好的冬瓜、薏米，撒上姜片、葱段。4.盖上盖，烧开后用小火煮约30分钟至熟。5.揭开盖，加入少许盐、鸡粉，拌匀调味。6.关火后盛出煮好的菜肴即可。

黑芝麻拌莴笋丝

◎口味: 酸　◎烹饪方法: 拌

烹饪时间
Times
6分钟

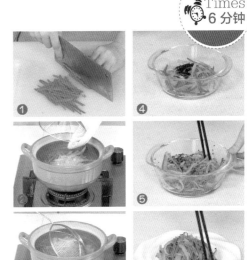

🖐 原 料

去皮莴笋200克，去皮胡萝卜80克，
黑芝麻25克

🖐 调 料

盐、鸡粉各2克，白糖5克，醋10毫
升，香油少许

✎ 做 法

1. 洗好的莴笋切片，改切成丝；洗净的胡
萝卜切片，改刀切丝。
2. 开水锅中放入切好的莴笋丝和胡萝卜
丝，焯煮一会儿至其断生。
3. 捞出焯好的食材，沥干水分。
4. 将焯好的食材装入碗中，待用。
5. 加入部分黑芝麻，放盐、鸡粉、糖，淋
入醋、芝麻油，用筷子搅拌均匀。
6. 将拌好的菜肴装在盘中，撒上少许黑芝
麻点缀即可。

◎ 制作指导: 焯好的莴笋和胡萝卜可
以过一下冷水，这样吃起来口感更爽
脆。调料的量可以根据个人口味适当减
少或增加。

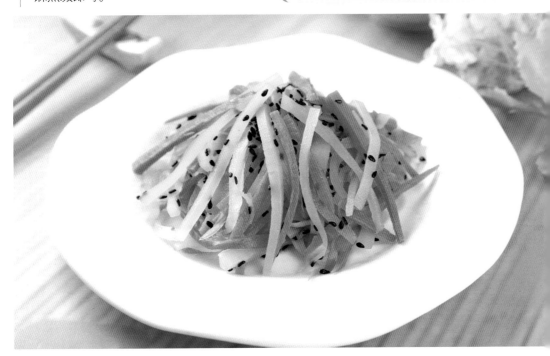

西红柿稀粥

◎口味: 清淡　◎烹饪方法: 煮

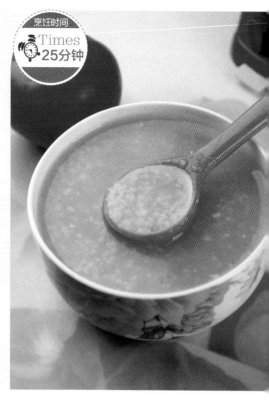

烹饪时间
Times
25分钟

原料

水发米碎100克, 西红柿90克

做法

1.将洗好的西红柿切成小块, 去皮, 去籽, 装入盘中, 待用。2.取榨汁机, 选择搅拌刀座组合, 倒入切好的西红柿, 再注入少许温开水。3.通电后选择"榨汁"功能, 榨取汁水, 倒入碗中, 备用。4.砂锅中注入适量清水烧开, 倒入备好的米碎, 用勺搅拌均匀。5.烧开后用小火煮约20分钟至熟, 倒入榨好的西红柿汁, 持续搅拌均匀。6.再用小火煮约5分钟, 将煮好的稀粥盛入碗中即可。

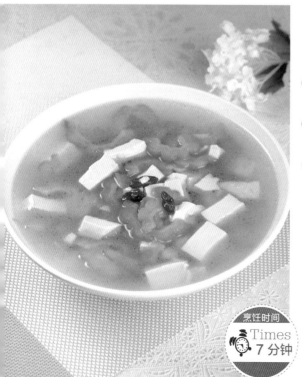

烹饪时间
Times
7分钟

苦瓜豆腐汤

◎口味: 清淡　◎烹饪方法: 煮

原料

苦瓜150克, 豆腐200克, 枸杞子

调料

盐、鸡粉少许

做法

1.洗好的苦瓜去籽切片, 豆腐切成小方块, 装入碗中, 备用。2.锅中注入适量清水烧开, 加入少许盐, 放入切好的豆腐, 煮约1分钟, 捞出, 备用。3.用油起锅, 倒入切好的苦瓜, 翻炒匀, 注入适量清水, 盖上盖, 烧开后用中火煮约3分钟, 至苦瓜熟软。4.揭开盖, 倒入焯好的豆腐块, 加入适量盐、鸡粉, 撒上少许枸杞子, 续煮约2分钟, 至全部食材熟透。5.将煮好的汤料盛入碗中, 待稍稍放凉后即可食用。

鸡蛋玉米羹

◎口味: 鲜　◎烹饪方法: 煮

烹饪时间
Times
17分钟

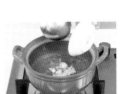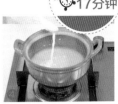
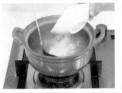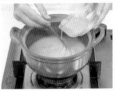
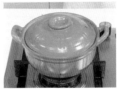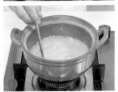

◎ 原 料

玉米粉100克，黄油30克，
鸡蛋液50克

◎ 调 料

水淀粉适量

◎ 做 法

1. 砂锅中注入适量清水烧开，倒入黄油，拌匀，煮至溶化。
2. 放入玉米粉，拌匀。
3. 盖上盖，烧开后用小火煮约15分钟至食材熟软。
4. 揭开盖，加入适量水淀粉勾芡。
5. 倒入备好的蛋液，拌匀。
6. 煮至蛋花成形，关火后盛出煮好的玉米羹即可。

◎ 制作指导: 先用水淀粉勾芡，再淋入蛋液，且蛋液应顺一个方向搅动，这样出来的蛋花会更漂亮。清淡饮食者还可减少黄油的用量。

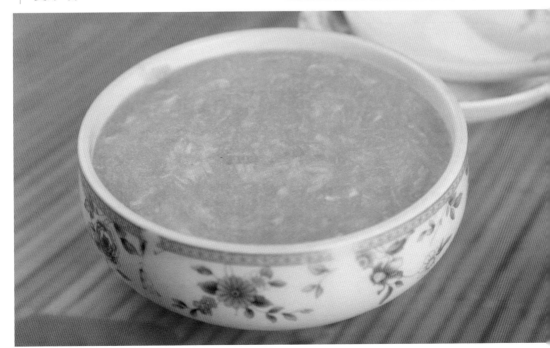

海带姜汤

◎口味: 清淡　◎烹饪方法: 煮

烹饪时间
Times
17分钟

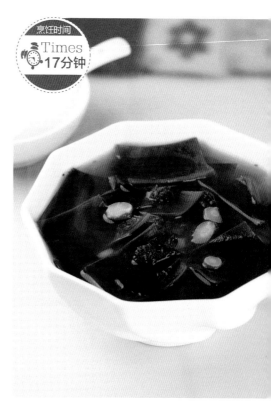

🍄 **原 料**

海带300克，白芷、夏枯草各8克，姜片20克

🥣 **调 料**

盐2克

🍳 **做 法**

1.洗好的海带切成小块，装入碗中，备用。2.砂锅中注入适量清水烧开，放入备好的海带、姜片，加入洗好的白芷、夏枯草，用勺搅拌匀。3.用小火煮约15分钟，至海带熟透，放入少许盐。4.持续搅拌片刻，至食材入味，盛出煮好的海带姜汤，装入碗中即可。

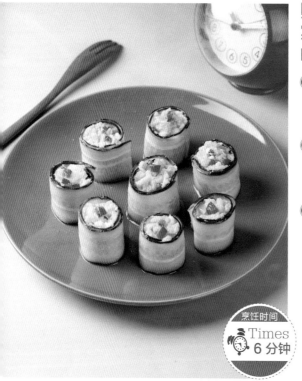

烹饪时间
Times
6分钟

彩蛋黄瓜卷

◎口味: 鲜　◎烹饪方法: 炒

🍄 **原 料**

鸡蛋2个，彩椒50克，黄瓜条120克

🥣 **调 料**

盐1克，鸡粉2克，水淀粉、食用油各适量

🍳 **做 法**

1.黄瓜条削成薄片，洗好的彩椒切丁。2.鸡蛋打入碗中，加少许盐、鸡粉、水淀粉，搅匀，制成蛋液。3.用油起锅，放入彩椒，炒匀，倒入蛋液，快速炒熟，盛出炒好的食材，装入碗中备用。4.取一片黄瓜片，卷成中空的卷，将炒好的食材填入黄瓜卷中，把制好的黄瓜卷摆入盘中即可。

桔梗拌海蜇

◎口味：酸　◎烹饪方法：拌

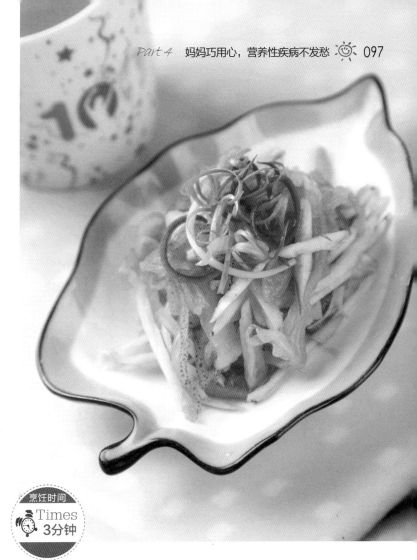

原料

水发桔梗100克，
熟海蜇丝85克，
葱丝、红椒丝各
少许

调料

盐、白糖各2克，
胡椒粉、鸡粉各
适量，生抽5毫
升，陈醋12毫升

烹饪时间
Times
3分钟

做法

1.将洗净的桔梗切细丝，备用。

2.取一个碗，放入切好的桔梗，倒入备好的海蜇丝。

3.加入少许盐、白糖、鸡粉，淋入适量生抽；再倒入适量陈醋，撒上少许胡椒粉。

4.用筷子搅拌一会儿，至全部食材入味，将拌好的菜肴盛入盘中，点缀上少许葱丝、红椒丝即可。

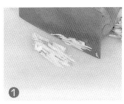
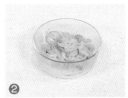
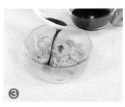
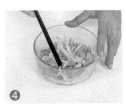

制作指导：桔梗可用温水浸泡，这样能缩短泡发的时间。海蜇带有一定腥味，可增加红椒或胡椒的用量，以更好地去腥。

缺铁性贫血

贫血是小儿时期常见的一种综合征，是指单位容积外周血中红细胞数、血红蛋白量低于正常，而营养性缺铁性贫血是小儿贫血中最常见的一种类型。缺铁性贫血儿童常表现为皮肤及黏膜苍白、易疲乏无力、食欲缺乏等。

饮食调养

1.多吃富含铁的食物，如猪肝、鸡心、油菜、芥菜、鸡蛋等。

2.多吃富含维生素C的蔬菜、水果。维生素C有利于铁的吸收，起到补铁养血的效果，这类水果有猕猴桃、鲜枣、柑橘、香菜、芹菜、生菜等。

3.注意烹调方式。有些绿叶蔬菜含草酸，制作前用开水焯煮一下，可避免铁的流失。

预防护理

1.及时检查，及早治疗。当儿童出现缺铁性贫血症状时，应尽早去医院查明病因，并在医生的指导下接受治疗。

2.日常防护。轻、中度贫血的孩子可做适当的运动，但重度贫血的孩子应根据其耐力程度而减少活动强度，以多休息为宜。

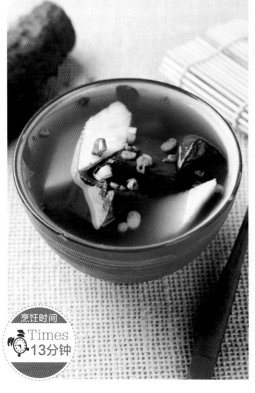

猪血山药汤

◎口味：鲜　◎烹饪方法：煮

原料

猪血270克，山药70克，葱花少许

调料

盐2克，胡椒粉少许

做法

1.洗净去皮的山药切厚片，猪血切小块。2.开水锅中，倒入猪血，拌匀，去污渍，捞出，沥干。3.另起锅，注入适量清水烧开，倒入猪血、山药。4.烧开后用中小火煮约10分钟至熟透，加盐，拌匀。5.取一个汤碗，撒少许胡椒粉，盛入锅中的汤料，撒上葱花即可。

烹饪时间
Times
13分钟

猪肝瘦肉泥

◎口味: 鲜　◎烹饪方法: 蒸

烹饪时间
Times
16分钟

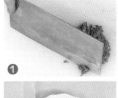
❶

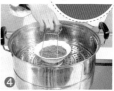
❹

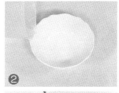
❷

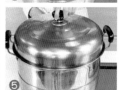
❺

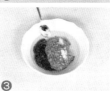
❸

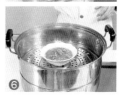
❻

🍄 原 料

猪肝45克，猪瘦肉60克

🧂 调 料

盐少许

🍳 做 法

1.洗好的猪瘦肉切薄片，剁成肉末；处理
干净的猪肝切成薄片，剁碎，待用。

2.取一个干净的蒸碗，注入少许清水。

3.倒入切好的猪肝、瘦肉，加入少许盐。

4.将蒸碗放入烧开的蒸锅中。

5.用中火蒸约15分钟至其熟透。

6.取出蒸碗，用筷子略微搅拌几下，使肉
粒松散。另取一个小碗，倒入蒸好的瘦肉
猪肝泥即可。

◎ 制作指导: 可以在拌好的肉泥中加
入适量的水淀粉，肉质会更嫩。猪肝带
有较强的腥味，可以放些姜末，以达到
去腥的目的。

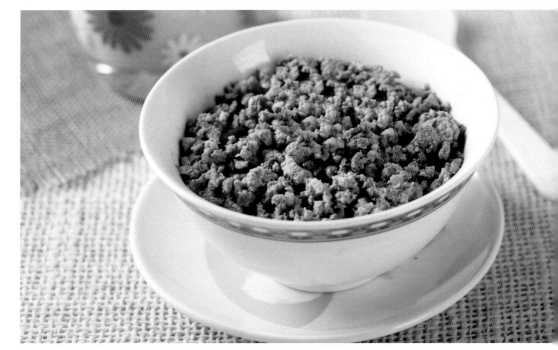

蛋黄泥

◎口味: 鲜　◎烹饪方法: 拌

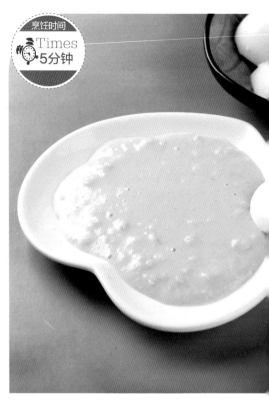

烹饪时间
Times
5分钟

◎ 原 料

鸡蛋4个，配方奶粉15克

◎ 做 法

1.砂锅中注入适量清水，用大火烧热，放入备好的鸡蛋。2.用大火煮约3分钟，至鸡蛋熟透；捞出煮好的鸡蛋，放入凉水中侵泡一会儿，待用。3.将放凉的鸡蛋去壳，剥去蛋白，留取蛋黄。把蛋黄装入碗中，压成泥状。4.将适量温开水倒入备好的奶粉中，轻轻搅拌至奶粉完全溶化。5.将搅拌溶化的奶粉倒入压成泥状的蛋黄中，持续搅拌片刻，至其与蛋黄混合均匀，再倒入另一个干净的碗中即可。

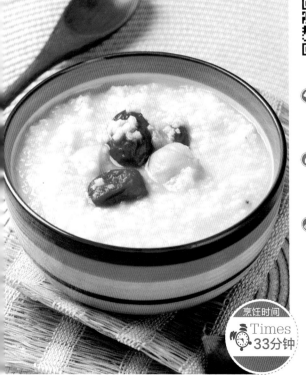

板栗红枣小米粥

◎口味: 清淡　◎烹饪方法: 煮

◎ 原 料

板栗仁、水发小米各100克，红枣6枚

◎ 调 料

冰糖20克

◎ 做 法

1.砂锅中注入适量清水烧开，倒入备好的小米、红枣，加入板栗仁，用勺搅拌均匀。2.盖上盖，用小火煮约30分钟至食材熟软。3.揭开盖，放入适量冰糖，继续搅拌约2分钟至冰糖完全融化。4.关火后，将煮好的粥盛出，装入碗中即可。

烹饪时间
Times
33分钟

浓香黑芝麻糊

◎口味: 甜　◎烹饪方法: 煮

烹饪时间
Times
20分钟

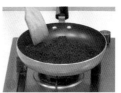
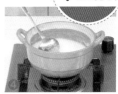
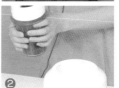
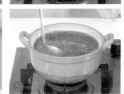
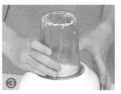
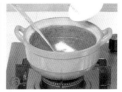

◎ 原 料

　糯米、黑芝麻各100克

◎ 调 料

　白糖20克

◎ 做 法

1.锅置火上，倒入黑芝麻，用小火炒至香味飘出，将炒好的黑芝麻装盘待用。

2.备好搅拌机，将炒好的黑芝麻倒入干磨杯中，磨成黑芝麻粉末，装盘待用。

3.将糯米粉倒入干净的干磨杯中，磨成糯米粉末，装盘待用。

4.砂锅中注入清水烧开，分次加入糯米粉，不停搅拌均匀至呈黏稠状。

5.分次倒入黑芝麻粉，不停搅拌至和糯米浆均匀融合。

6.加入白糖，拌匀至溶化，盛出煮好的芝麻糊，装碗即可。

◎ 制作指导: 黑芝麻糊和糯米应尽量磨得细一些，这样口感更细腻。煮的过程中火不宜太大，用小火慢慢搅匀至煮熟，这样可防止粘锅和产生煳味。

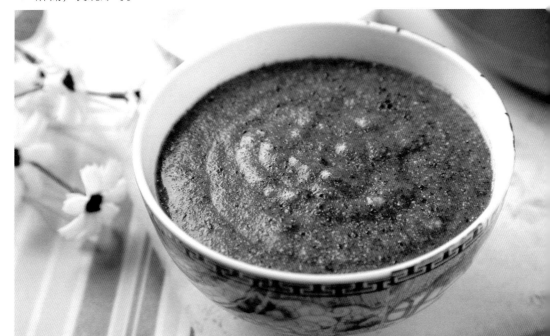

核桃木耳大米粥

◎口味: 鲜　　◎烹饪方法: 煮

烹饪时间
Times
32分钟

🌏 原 料

大米200克，水发木耳45克，核桃仁20克，葱花少许

🍶 调 料

盐、鸡粉各2克，食用油适量

🥄 做 法

1. 将洗净的木耳切成小块，把切好的木耳装入盘中，待用。
2. 砂锅中注入适量清水，用大火烧开，倒入泡发好的大米，拌匀。
3. 放入木耳、核桃仁，加少许食用油，搅拌均匀。
4. 盖上盖，用小火煲30分钟至大米熟烂。
5. 揭盖，加入适量盐、鸡粉。
6. 用勺拌匀调味，将煮好的粥盛出，装入碗中，撒上葱花即成。

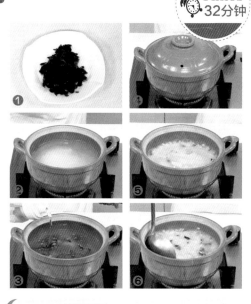

💧 **制作指导**: 木耳应尽量泡发得久一些，这样更加软烂。核桃仁入锅前，可以先切成小块，这样可加速核桃仁的熟烂，也利于消化吸收。

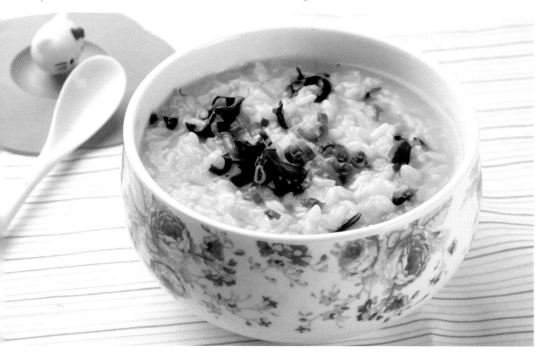

韭菜鸭血汤

◎口味：鲜　◎烹饪方法：煮

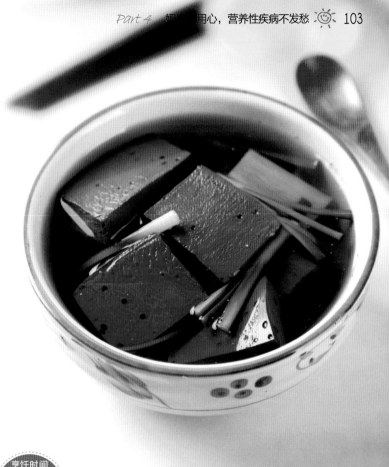

🥘 原料

鸭血300克，韭菜
150克，姜片少许

🧂 调料

盐、鸡粉各2克，
芝麻油4毫升，胡
椒粉适量

烹饪时间
Times
5分钟

🍳 做法

1. 处理好的鸭血切成厚片，再切成条，改切成块；洗好的韭菜切成小段。
2. 锅中注入适量清水，用大火烧开，倒入备好的姜片、鸭血，略煮一会儿。
3. 撇去浮沫，加入少许盐、鸡粉，淋入适量芝麻油。
4. 倒入切好的韭菜段，搅拌均匀，煮至食材入味。在碗中撒上少许胡椒粉，关火后将煮好的汤料盛出，装入碗中即可。

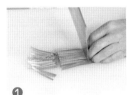
❶

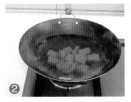
❷

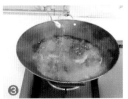
❸

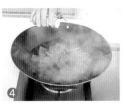
❹

💧 制作指导：鸭血有一定的腥味，可在汤快熟时放入适量姜或葱，以减少腥味。韭菜不宜煮太久，以免影响最后的口感。

锌缺乏症

锌缺乏症是锌摄入、代谢或排泄障碍所致的体内锌含量过低的现象，由于身体无法提供充足的锌元素，造成缺乏而引起的各种症状，如食欲降低、异食癖、生长发育迟缓、免疫力降低、智力低下，严重者还会患侏儒症。

饮食调养

1.喂食母乳。母乳中的锌容易被宝宝吸收，吸收利用率高达60%，又以初乳的含锌量最高。所以，5个月前的宝宝提倡母乳喂养。

2.多吃含锌丰富的食物，如牡蛎、鱿鱼、红色肉类、动物肝脏等。尽量避免长期吃精制食品，多吃谷物的麦麸经过发酵后的食物，如面包、馒头等。

预防护理

1.养成良好的饮食习惯，克服挑食、偏食的习惯。在合理膳食的前提下应做到饮食多样化，少食加工精细的食物或零食，如精制大米、精制面粉等。

2.掌握锌的需求量。1～6个月的宝宝每日锌的摄入量为3毫克；7～12个月的宝宝每日锌的摄入量为8毫克；1～3岁的宝宝每日锌的摄入量为9毫克；4～6岁的宝宝每日锌的摄入量为10毫克。

羊肉山药粥

◎口味：鲜　◎烹饪方法：煮

原料

羊肉200克，山药300克，水发大米150克，姜片、葱花各少许

调料

盐3克，鸡粉4克，生抽4毫升，料酒、水淀粉、食用油、胡椒粒各适量

做法

1.洗净的山药切丁。2.洗好的羊肉切丁，加盐、鸡粉、生抽、料酒、水淀粉、食用油，搅匀，腌渍10分钟。3.砂锅中注水烧开，放入洗净的大米，用小火煮30分钟后放入山药，续煮10分钟至熟透，放入羊肉、姜片，煮约2分钟，加盐、鸡粉、胡椒粒，拌匀调味。4.盛出，撒上葱花即可。

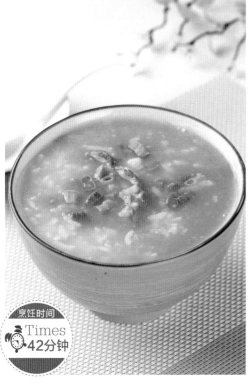

烹饪时间
Times
42分钟

白菜粉丝牡蛎汤

◎口味: 鲜　◎烹饪方法: 煮

◎ 原 料

水发粉丝50克，牡蛎肉60克，白菜
段80克，葱花、姜丝各少许

◎ 调 料

盐2克，料酒10毫升，鸡粉、胡椒
粉、食用油各适量

◎ 做 法

1.锅中倒入适量的清水烧开，倒入洗净的白菜、牡蛎肉，加少许姜丝，搅散。
2.淋入少许食用油、料酒，搅匀提鲜。
3.盖上锅盖，烧开后煮3分钟。
4.揭开锅盖，加入少许的鸡粉、盐，撒上适量胡椒粉，搅拌片刻，使食材入味。
5.往锅中加入泡软的粉丝。
6.搅拌均匀，煮至粉丝熟透。将煮好的汤料盛出，装入碗中，撒上葱花即可。

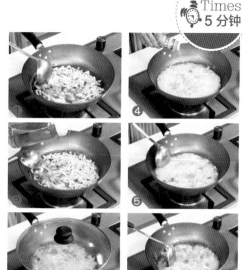

◎ 制作指导: 在煮牡蛎的过程中，应适当揭开锅盖搅拌几次，以使其受热均匀。水发后的粉丝极易熟透，因此，应减少其烹饪的时间。

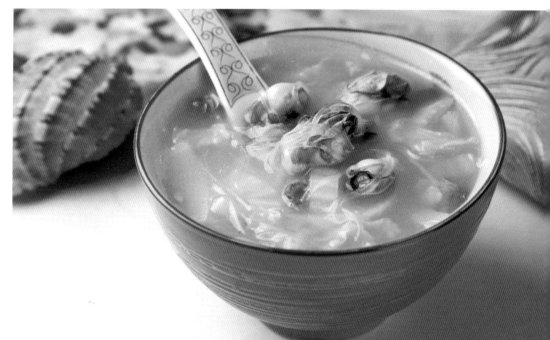

鸭肉炒菌菇

◎口味：鲜　◎烹饪方法：炒

烹饪时间 Times 12分钟

原料

鸭肉170克，白玉菇100克，香菇60克，彩椒、圆椒各30克，姜片、蒜片各少许

调料

盐3克，鸡粉2克，生抽2毫升，料酒4毫升，水淀粉5毫升，食用油适量

做法

1.洗净的香菇切片，白玉菇切去根部，彩椒和圆椒切粗丝。2.鸭肉丝放入碗中，加盐、生抽、料酒、水淀粉、食用油，腌渍10分钟。3.锅中水烧开，倒入香菇、白玉菇，略煮一会儿，放入彩椒、圆椒，加食用油，煮至断生，捞出。4.油起锅，放入姜片、蒜片，倒入鸭肉，炒至变色，放入焯过水的食材，加调料调味，炒至入味，盛出即可。

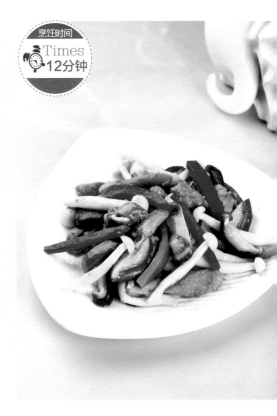

银耳猪肝汤

◎口味：鲜　◎烹饪方法：煮

原料

水发银耳、小白菜各20克，猪肝50克，葱段、姜片各少许

调料

盐3克，生粉2克，酱油3毫升，食用油适量

做法

1.锅中注油烧热，放入姜片、葱段，爆香。2.锅中注入适量清水烧开，放入洗净切碎的银耳，拌匀。3.倒入用盐、生粉、酱油腌渍过的猪肝，用中火煮约10分钟至熟。4.放入洗净切好的小白菜，煮至变软。5.加少许盐调味，拌煮片刻至入味，盛出煮好的汤料，装入碗中即可。

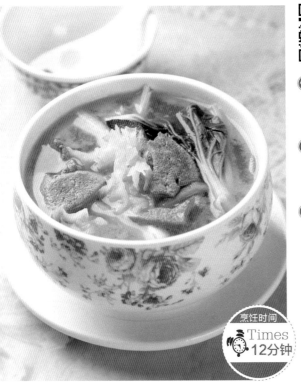

烹饪时间 Times 12分钟

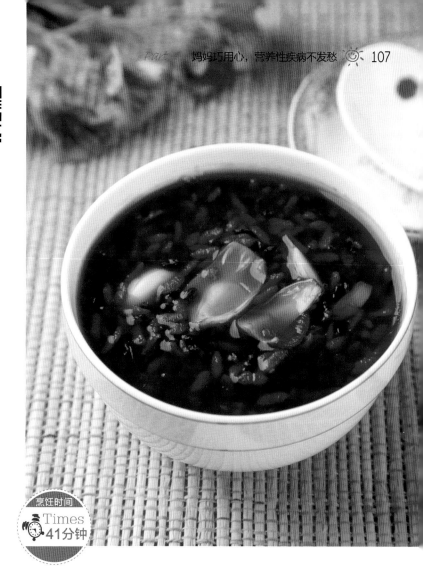

百合黑米粥

◎口味：清淡　◎烹饪方法：煮

🕐 **原料**

水发大米120克，
水发黑米65克，
鲜百合40克

🥣 **调料**

盐2克

烹饪时间
Times
41分钟

✒ **做法**

1. 砂锅中注入适量清水烧热，倒入备好的大米、黑米，放入洗好的百合，拌匀。
2. 盖上盖，烧开后用小火煮约40分钟至熟。
3. 揭开盖，放入适量盐。
4. 拌匀，煮至粥入味，关火后盛出煮好的粥即可。

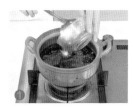
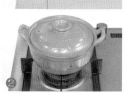
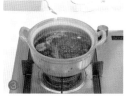
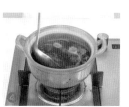

◎ **制作指导**：可放入红糖调味，以增加粥的口感。黑米较硬，煮粥前应至少泡发8小时以上，这样可减少煮粥的时间。

松仁莴笋

烹饪时间
Times
5分钟

◎口味: 清淡　◎烹饪方法: 炒

原料

莴笋200克，彩椒80克，松仁30克，蒜末、葱段各少许

调料

盐3克，鸡粉2克，水淀粉5毫升，食用油适量

做法

1.洗净去皮的莴笋切丁；彩椒去蒂，切丁。
2.开水锅中加盐、食用油，倒入莴笋丁、彩椒丁，搅匀，煮约半分钟，捞出，沥干。
3.锅中油烧热，放入松仁，小火炸至其呈微黄色，捞出。4.锅底留油，放入蒜末、葱段，爆香。5.倒入焯过水的食材，炒至八成熟，加盐、鸡粉，淋水淀粉，炒至食材熟透、入味。盛出，撒上炸好的松仁即成。

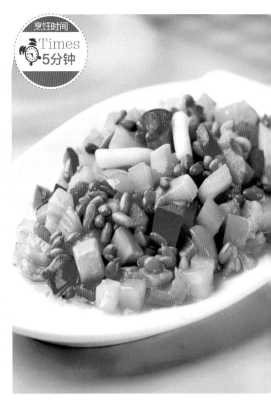

小白菜洋葱牛肉粥

◎口味: 鲜　◎烹饪方法: 煮

原料

小白菜55克，洋葱60克，牛肉45克，水发大米85克，姜片、葱花各少许

调料

盐、鸡粉各2克

做法

1.白菜切段，洋葱切小块；处理干净的牛肉切丁，用刀轻轻剁几下。2.开水锅中，倒入牛肉，搅匀，淋料酒，煮至变色，捞出，沥干水分，待用。3.砂锅中注水烧开，倒入牛肉、大米，再撒上姜片，搅拌片刻。4.烧开后用小火煮约20分钟，倒入备好的洋葱。5.续煮片刻，倒入小白菜，加盐、鸡粉，搅匀，将粥盛入碗中即可。

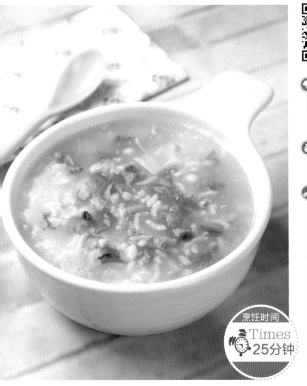

烹饪时间
Times
25分钟

黑豆银耳豆浆

◎口味：清淡　◎烹饪方法：煮

烹饪时间
Times
16分钟

🍡 **原 料**

水发银耳20克，水发黑豆50克

🥄 **调 料**

冰糖适量

✏️ **做 法**

1. 将已浸泡8小时的黑豆倒入碗中，注入适量清水，用手搓洗干净。
2. 把洗好的黑豆倒入滤网，沥干水分。
3. 将备好的黑豆、银耳倒入豆浆机中。
4. 注入适量清水，至水位线即可。
5. 选择"五谷"程序，开始打浆，待豆浆机运转约15分钟，即成豆浆。
6. 将豆浆机断电，取下机头，把煮好的豆浆倒入滤网，滤取豆浆，倒入碗中，加入少许白糖，搅拌均匀，至白糖溶化即可。

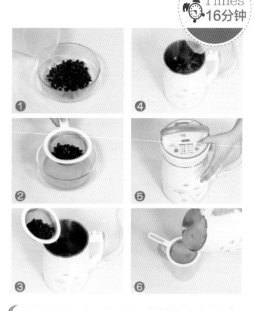

① ② ③ ④ ⑤ ⑥

🔘 **制作指导**：银耳的黄色根部不宜食用，应去除。豆浆渣中含有较多的纤维素，对于锌缺乏而引起消化不良的患者可以不过滤直接食用。

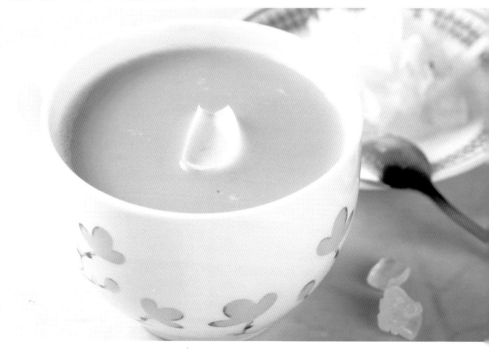

佝偻病

佝偻病一般指维生素D缺乏性佝偻病，是由于儿童体内维生素D不足，以致正在生长的骨骺端软骨板不能正常钙化，造成骨骺病变为特征的全身慢性营养性疾病。其症状有多汗、牙齿迟出、鸡胸等，多数患儿属轻症，治疗得当一般预后良好。

饮食调养

1.鼓励母乳喂养。母乳中的钙含量丰富，且钙、磷比例恰当，有助于钙的吸收。
2.多食富含维生素D的食物，如鱼肝油、蛋黄、牛奶、海鱼、乳酪、菠菜、猪肝、鸡肝、蘑菇、黄油等。
3.多吃富含钙的食物，如虾皮、泥鳅、牛奶、猪骨、芝麻、海带、大豆等。

预防护理

1.孕妇要及时补充维生素D。妊娠末期胎儿迅速增长，需要更多维生素D。如果此时孕妇缺乏维生素D，胎儿在出生时就会有先天性佝偻病。
2.鼓励幼儿多晒太阳。适量进行户外活动、晒太阳可以促进维生素D的形成。
3.宝宝不宜过早站立、走路，也不宜久坐、久站、久行，以免影响骨骼发育。

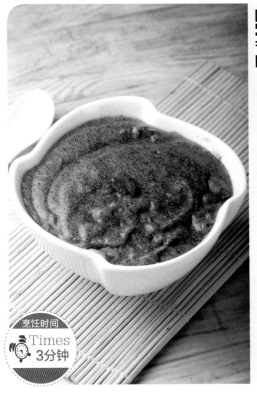

烹饪时间
Times
3分钟

桑葚黑芝麻糊

◎口味：清淡　◎烹饪方法：煮

原料

桑葚干7克，水发大米100克，黑芝麻40克

调料

白糖20克

做法

1.取榨汁机，选择干磨刀座组合，将黑芝麻倒入磨杯中。通电后选择"干磨"功能，将黑芝麻磨成粉，备用。
2.选择搅拌刀座组合，将洗净的大米、桑葚干倒入量杯中。加入适量清水，选择"榨汁"功能，榨成汁，倒入黑芝麻粉，搅拌均匀。3.将混合好的米浆倒入砂锅中，拌匀。加入适量白糖，搅匀，煮成糊状，将煮好的芝麻糊盛出，装碗即可。

鲜虾花蛤蒸蛋羹

◎口味: 鲜　　◎烹饪方法: 蒸

烹饪时间
Times
22分钟

原 料

花蛤肉65克，虾仁40克，鸡蛋2个，
葱花少许

调 料

盐、鸡粉各2克，料酒4毫升

做 法

1. 洗净的虾仁由背部切开，去除虾线，切小段。
2. 把虾仁装入碗中，放入花蛤肉，淋料酒，加盐、鸡粉，拌匀，腌渍约10分钟。
3. 鸡蛋打入蒸碗中，加少许鸡粉、盐，打散调匀。
4. 倒入少许温开水，快速搅拌匀，放入腌好的虾仁、花蛤肉，拌匀，备用。
5. 蒸锅上火烧开，放入蒸碗，盖上盖，用中火蒸约10分钟，至食材熟透。
6. 揭盖，取出蒸碗，撒上葱花即可。

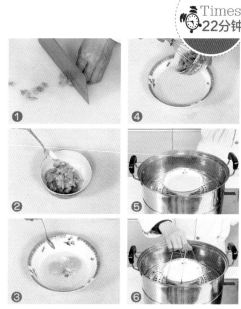

① ④ ② ⑤ ③ ⑥

◎ 制作指导: 由于花蛤的腥味较重，腌制的时间够久才能更好地去腥。蛋液中最好不要加冷水，以免蒸好的蛋羹出现蜂窝。

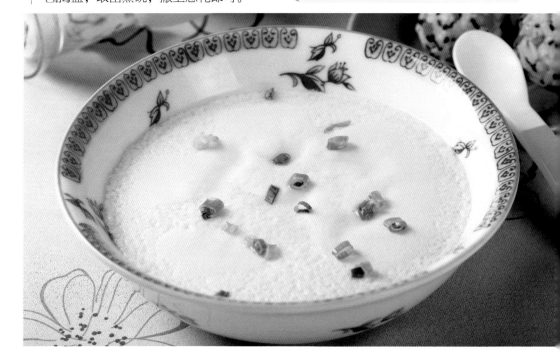

黑木耳拌海蜇丝

◎口味: 鲜　◎烹饪方法: 拌

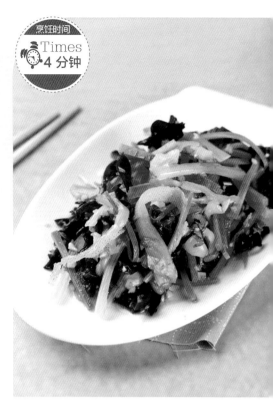

烹饪时间
Times
4分钟

原料

水发黑木耳40克, 水发海蜇120克, 胡萝卜、西芹各80克, 香菜20克, 蒜末少许

调料

盐1克, 鸡粉2克, 白糖4克, 陈醋6毫升, 芝麻油2毫升, 食用油适量

做法

1.洗净去皮的胡萝卜切丝, 黑木耳切小块, 海蜇、西芹切丝, 洗好的香菜切末。2.开水锅中, 放入海蜇丝, 煮约2分钟。3.放入胡萝卜、黑木耳, 搅拌匀, 淋食用油, 再煮1分钟。4.放入西芹, 略煮, 把煮熟的食材捞出, 沥干水分, 放入蒜末、香菜, 加白糖、盐、鸡粉、陈醋, 淋入少许芝麻油, 拌匀, 装盘即可。

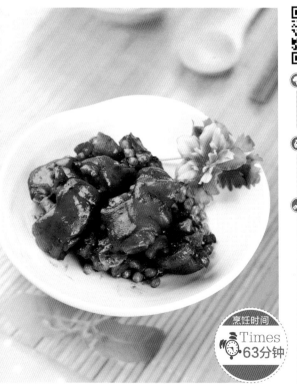

黄豆焖猪蹄

◎口味: 鲜　◎烹饪方法: 焖

原料

猪蹄块400克, 水发黄豆230克, 八角、桂皮、香叶、姜片各少许

调料

盐、鸡粉各2克, 生抽6毫升, 老抽3毫升, 料酒、水淀粉、食用油各适量

做法

1.开水锅中倒入猪蹄块, 加料酒, 拌匀, 余去血水, 捞出。2.用油起锅, 放入姜片、猪蹄, 加入老抽, 炒匀上色。3.放入八角、桂皮、香叶, 炒香, 注水至没过食材。4.中火焖20分钟, 倒入黄豆, 加盐、鸡粉、生抽, 拌匀。5.小火煮至熟透, 拣出桂皮、八角、香叶、姜片, 倒入水淀粉, 大火收汁, 搅匀, 装盘即可。

烹饪时间
Times
63分钟

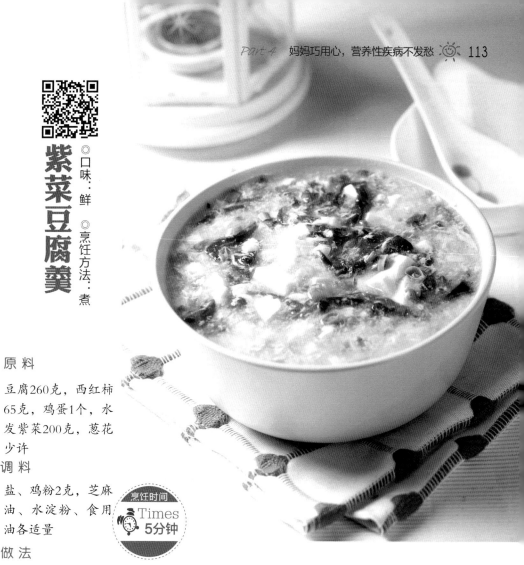

紫菜豆腐羹

◎口味：鲜　◎烹饪方法：煮

🔖 原料

豆腐260克，西红柿65克，鸡蛋1个，水发紫菜200克，葱花少许

🔖 调料

盐、鸡粉2克，芝麻油、水淀粉、食用油各适量

烹饪时间
Times
5分钟

🔖 做法

1. 洗净的西红柿切小丁块，洗好的豆腐切成小方块。
2. 鸡蛋打入碗中，打散调匀，制成蛋液，备用。
3. 开水锅中倒入少许食用油，放入西红柿，略煮，倒入豆腐块，拌匀，加鸡粉、盐、紫菜，拌匀，大火煮至食材熟透。
4. 倒入水淀粉勾芡，倒入蛋液，边倒边搅拌，至蛋花成形，淋少许芝麻油，搅拌至食材入味。盛出煮好的食材，装入碗中，撒上葱花即可。

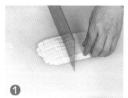　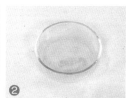　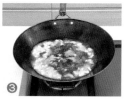　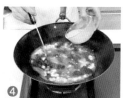

❶　❷　❸　❹

◎ **制作指导**：豆腐可先用淡盐水浸泡一会儿，能更好地去除其豆腥味。水淀粉一定要搅拌均匀，且要边倒边搅拌，这样才不会粘锅。

洋葱虾泥

◎口味: 鲜　◎烹饪方法: 蒸

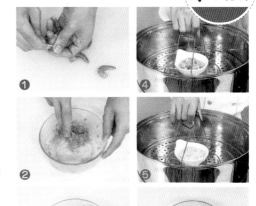

烹饪时间
Times
7分钟

原料

虾仁85克, 洋葱35克, 蛋清30毫升

调料

盐、鸡粉各少许, 沙茶酱15克, 食用油适量

做法

1.将去皮洗净的洋葱切成粒, 用牙签挑去虾仁的虾线。

2.将虾仁剁成泥, 装入碗中, 加盐、鸡粉, 加入蛋清, 搅拌至虾泥起浆, 制成虾胶。加入洋葱粒, 拌匀。

3.抹少许食用油, 把虾胶团成球, 装碗。

4.把加工好的虾胶放入烧开的蒸锅中, 用大火蒸5分钟至熟。

5.把蒸好的虾胶取出, 把蒸熟的虾胶倒入另一个大碗中, 搅碎。

6.放入沙茶酱, 拌匀, 把拌好的虾胶装入盘中即可。

◎制作指导: 放入洋葱粒和调料后的虾泥, 搅拌时应尽量顺着一个方向搅匀。虾仁本身口感滑嫩, 味道鲜美, 所以盐和鸡粉应尽量少放。

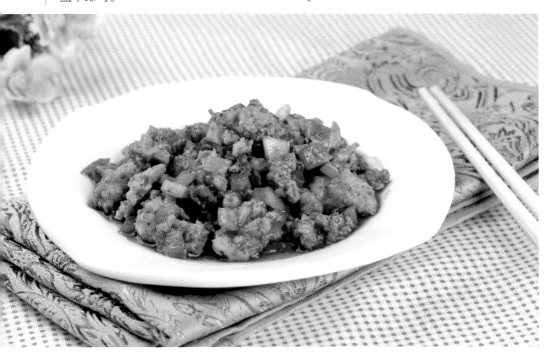

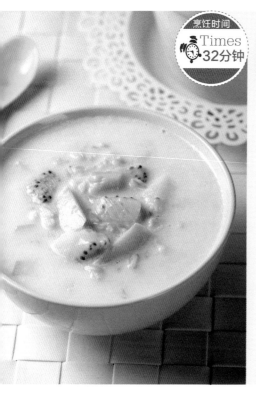

烹饪时间
Times
32分钟

奶香水果燕麦粥

◎口味: 甜　◎烹饪方法: 煮

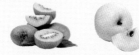

🐓 原料

燕麦片75克，牛奶100毫升，雪梨30克，猕猴桃65克，芒果50克

🍴 做法

1.雪梨去皮，去核，切成小块；猕猴桃切开去皮，切小块，备用。2.洗净的芒果切开去皮，切小块，备用。3.砂锅中注入适量清水烧开，倒入燕麦片，搅拌匀。4.用小火煮约30分钟至熟，倒入牛奶，用中火略煮片刻。5.倒入切好的水果，搅拌匀，盛出即可。

木耳山楂排骨粥

◎口味: 鲜　◎烹饪方法: 煮

🐓 原料

水发木耳40克，排骨300克，山楂90克，水发大米150克，水发黄花菜80克，葱花少许

🥄 调料

料酒8毫升，盐、鸡粉各2克，胡椒粉少许

🍴 做法

1.洗好的木耳切小块，洗净的山楂切开，去核，切成小块。2.砂锅中注水烧开，倒入大米，搅散，加入洗净的排骨，拌匀。淋入料酒，搅拌片刻，煮至沸腾。3.倒入切好的木耳、山楂，加入洗净的黄花菜，拌匀，小火煮30分钟至熟透。4.加盐、鸡粉、胡椒粉，拌匀调味。5.盛出，撒上葱花即可。

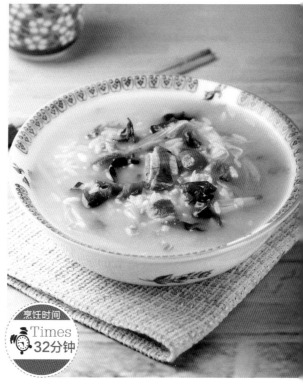

烹饪时间
Times
32分钟

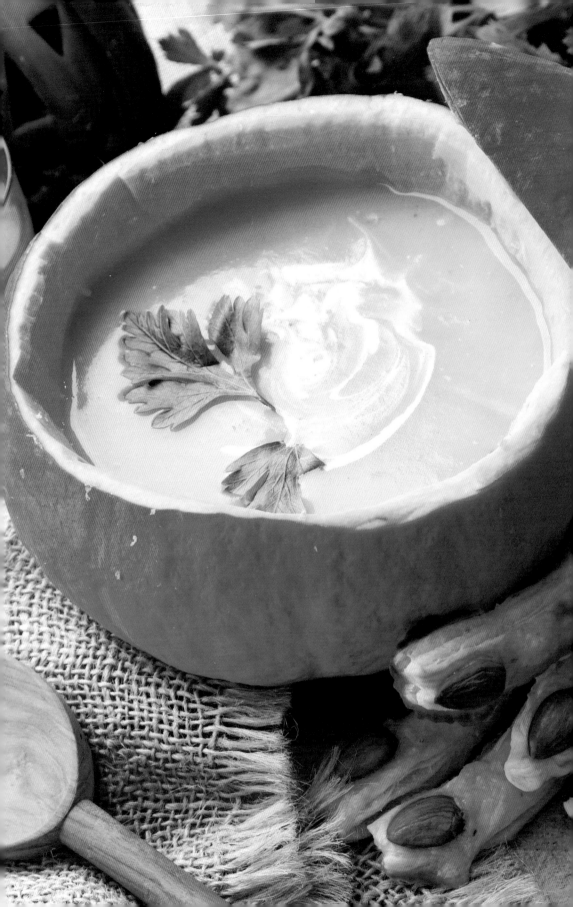

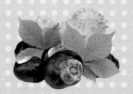

妈妈巧用心，
传染性疾病不发愁

Part **5**

　　一听到传染性疾病，很多父母立马就不淡定了，看到孩子不舒服的样子，却又不知如何帮他减轻痛楚，难免会更焦虑、担心。众所周知，儿童身体尚未发育完全、脏腑娇弱，尤其是免疫力低下的婴幼儿更容易受到传染病毒的侵袭。那么，孩子患上传染性疾病怎么办？不同病症应该吃什么，如何护理？本章将从7种常见的小儿传染病入手，教您掌握好护理生病期患儿的多种饮食调养技巧，做合格家长。

百日咳

百日咳是小儿常见的急性呼吸道传染病，百日咳杆菌是本病的致病菌，病程较长，可达数周，甚至3个月左右，故有百日咳之称。本病主要通过空气飞沫传播，人群普遍易感，因本病抗体不能通过胎盘，新生儿亦可发病。

饮食调养

1.宜选择细、软、烂、易消化吸收、易吞咽的半流质食物或软食。
2.忌辛辣油腻食物。姜、蒜、胡椒等辛辣食物对气管黏膜有刺激作用，可加重炎性改变；肥肉、油炸食品等油腻食物易损伤脾胃，会使其受纳运化功能失常。
3.忌海腥发物。百日咳对海鲜之类食物特别敏感，食用会导致咳嗽加剧等。

预防护理

1.疾病发生时，要隔离患儿3～4周，有密切接触史者观察21天。
2.痉咳时轻拍其背，使痰液易咳出，以防痰液吸入呼吸道引起窒息。
3.注意休息、营养，室内空气要流通，保持一定湿度，避免痉咳诱发因素。
4.新生儿应及时接种白喉类毒素、百日咳菌苗、破伤风类毒素三联制剂。

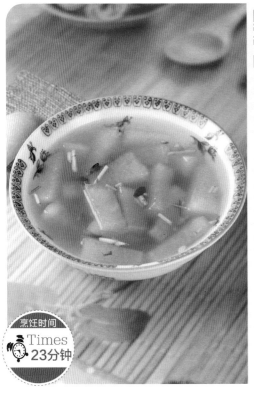

烹饪时间
Times
23分钟

白茅根冬瓜汤

◎口味: 甜　◎烹饪方法: 煮

原料

冬瓜400克，白茅根15克

调料

白糖20克

做法

1.洗净去皮的冬瓜切成条，备用。2.砂锅中注入适量清水烧开，放入洗好的白茅根、冬瓜条，拌匀。3.盖上盖，烧开后用小火煮约20分钟，揭开盖，加入适量白糖，拌匀，煮至溶化。4.关火后盛出煮好的粥，装入碗中即可。

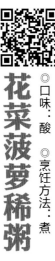

花菜菠萝稀粥

◎口味：酸 ◎烹饪方法：煮

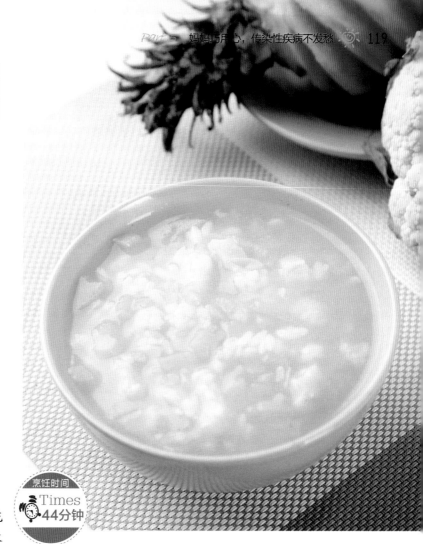

◎ 原料

菠萝肉160克，花菜120克，水发大米85克

烹饪时间
Times
44分钟

◎ 做法

1. 将去皮洗净的菠萝肉切小丁块，花菜去除根部，切成小朵。
2. 砂锅中注入适量清水烧开，倒入洗净的大米，拌匀。
3. 烧开后用小火煮30分钟，倒入花菜，拌匀，盖上盖，用小火续煮10分钟。
4. 揭开盖，倒入菠萝，拌匀，用小火续煮3分钟，关火后盛出煮好的稀粥即可。

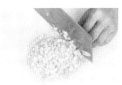

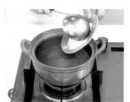

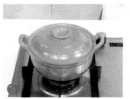

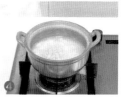

◎ 制作指导：菠萝去皮后可以放在淡盐水里浸泡一会儿，以去除其涩味。大米提前浸泡，可缩短煮粥时间。

绿豆芹菜豆浆

◎口味: 清淡　◎烹饪方法: 煮

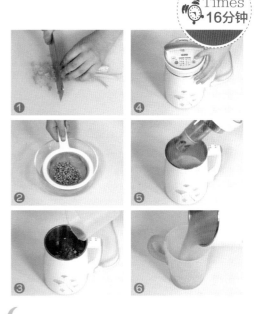

烹饪时间
Times
16分钟

原 料

芹菜30克，绿豆50克，冰糖10克

做 法

1. 洗净的芹菜切碎，待用。
2. 将已浸泡6小时的绿豆用清水搓洗干净，倒入滤网，沥干水分。
3. 把备好的芹菜、绿豆、冰糖倒入豆浆机中，注水至水位线。
4. 盖上豆浆机机头，选择"五谷"程序，按"开始"键，开始打浆。
5. 待豆浆机运转约15分钟，即成豆浆，取下豆浆机机头。
6. 把煮好的豆浆倒入碗中，用汤匙撇去浮沫即可。

◎ **制作指导**: 本品可以不滤渣，撇去浮沫即可，营养价值会更高，食疗效果更佳。若觉得口味太淡，可适当加入蜂蜜，还能抗菌消炎。

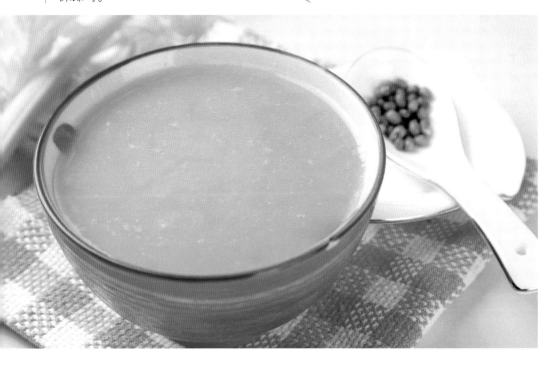

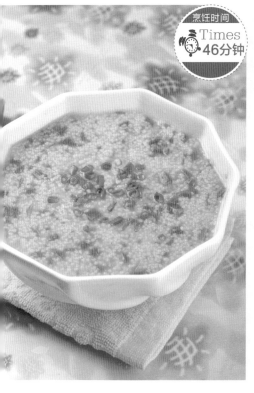

小米南瓜粥

◎口味: 甜　◎烹饪方法: 煮

烹饪时间
Times 46分钟

原 料

水发小米90克，南瓜110克，葱花少许

做 法

1.将洗净去皮的南瓜切成粒，装入盘中，待用。2.锅中注入适量清水烧开，倒入洗好的小米，大火烧开后用小火煮约30分钟，至小米熟软。3.倒入备好的南瓜，用小火煮约15分钟，至食材熟烂，放入适量鸡粉、盐，用勺搅匀调味。4.盛出煮好的粥，装入碗中，再撒上葱花即可。

胡萝卜西红柿汤

◎口味: 鲜　◎烹饪方法: 煮

原 料

胡萝卜30克，西红柿120克，鸡蛋1个，姜丝、葱花各少许

调 料

盐少许，鸡粉2克，食用油适量

做 法

1.胡萝卜切成薄片，西红柿切成片；鸡蛋打入碗中，搅匀，待用。2.锅中倒入适量食用油烧热，放入姜丝，爆香，然后倒入胡萝卜片、西红柿片，炒匀，注入适量清水。3.用中火煮3分钟，加盐、鸡粉，搅匀至入味，倒入备好的蛋液，边倒边搅拌，至蛋花成形。4.盛出煮好的汤料，装碗，撒上葱花即可。

烹饪时间
Times 5分钟

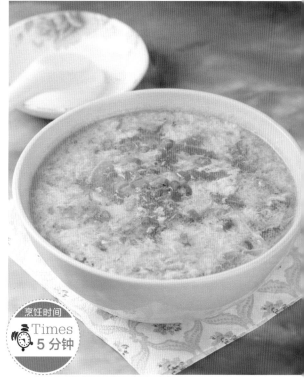

山药鸡丝粥

◎口味: 清淡　◎烹饪方法: 煮

原料

水发大米120克，上海青25克，鸡胸肉65克，山药100克

调料

盐3克，鸡粉2克，料酒3毫升，水淀粉、食用油各适量

做法

1.洗好的鸡胸肉切丝，装入碗中，加盐、鸡粉、料酒、水淀粉和适量食用油，拌匀腌渍10分钟。2.砂锅中注水烧热，倒入洗净的大米，大火烧开后改小火煮约30分钟，至米粒变软。3.倒入切好的山药丁，搅散、拌匀，用小火煮约15分钟，至山药断生。4.倒入鸡肉丝、上海青，加盐、鸡粉调味，拌匀，煮至食材熟透。关火后盛出，装在碗中即成。

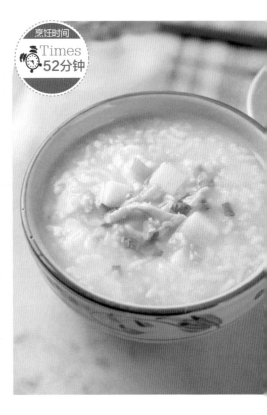

菠菜西蓝花汁

◎口味: 清淡　◎烹饪方法: 榨汁

原料

菠菜200克，西蓝花180克

调料

白糖10克

做法

1.将西蓝花切成小块，菠菜切成段，倒入开水锅中，略煮片刻，捞出，沥干水分，备用。2.取榨汁机，选择"搅拌"刀座组合，将西蓝花、菠菜倒入搅拌杯中，注入适量纯净水。3.盖上盖，选择"榨汁"功能，榨取蔬菜汁，揭盖，倒入适量白糖。4.盖上盖，再选择"榨汁"功能，搅拌片刻，至蔬菜汁味道均匀。揭盖，将榨好的蔬菜汁倒入杯中即可饮用。

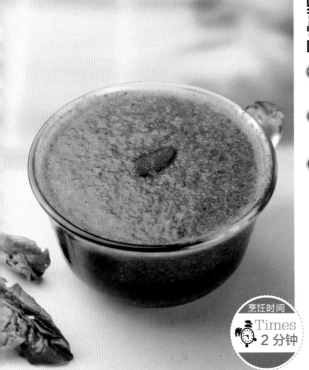

百合马蹄梨豆浆

◎口味: 甜　◎烹饪方法: 煮

🍀 原 料

水发黄豆50克，百合10克，雪梨1
个，马蹄20克

🍶 调 料

白糖适量

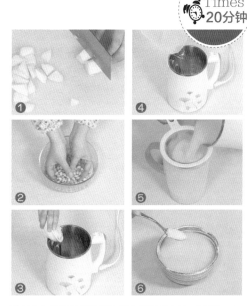

🔪 做 法

1.将洗好的马蹄、雪梨切小块。

2.将黄豆装入碗中，注入适量清水，用手
搓洗干净，倒入滤网中，沥干水分。

3.将所有的材料倒入豆浆机中。

4.注入适量清水，至水位线即可，开始打
浆，待豆浆机运转约20分钟，即成豆浆。

5.把煮好的豆浆倒入滤网，滤取豆浆。

6.把豆浆倒入碗中，撒上适量白糖，搅拌
匀，待稍微放凉后即可饮用。

👄 **制作指导**: 食材切得小一点，可缩
短煮的时间。本品可以不滤渣，营养价
值会更高。豆浆做好后最好在2个小时
内饮用，否则容易变质。

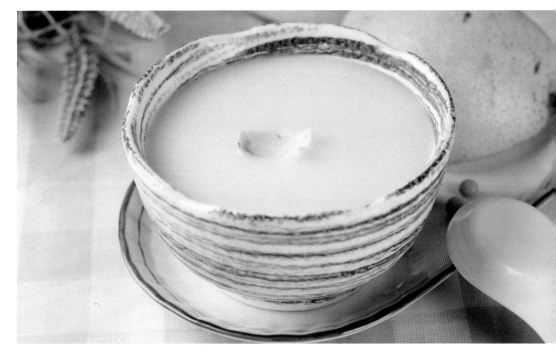

水痘

水痘是由水痘-带状疱疹病毒初次感染引起的急性传染病，传染率很高。冬春两季多发，其传染力强，接触或飞沫均可传染。易感儿发病率可达95％以上，学龄前儿童多见。本病一般病情较轻，变证少见，预后皮肤一般不留疤痕。

饮食调养

1.宜清淡饮食，可吃些稀粥、米汤、牛奶、面条等，还可加些豆制品、瘦猪肉。
2.忌生冷、油腻食物。生冷、油腻的食物会导致脾胃运化失调，不利于康复。
3.忌食易过敏的食物。如螃蟹、牛肉、羊肉等富含蛋白质的食物，这些异体蛋白质容易产生变应原，使机体发生过敏反应，导致病情加重。

预防护理

1.水痘的传染性很强，发现患病的孩子应立即隔离，直至疱疹全部结痂脱落。
2.水痘流行期间，未患过水痘的孩子应少去公共场所。接触患水痘的孩子后，应在家隔离观察3周。
3.被患者呼吸道分泌物或皮疹内容物污染的衣服、被褥及用具，应利用曝晒、煮沸、紫外线照射等方法消毒。

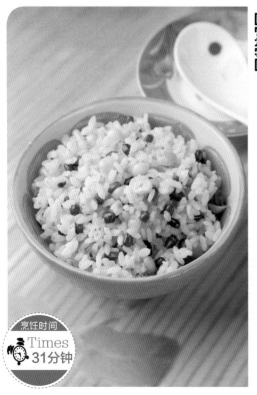

红豆玉米饭

◎口味: 清淡　◎烹饪方法: 煮

原料

鲜玉米粒85克，水发红豆75克，水发大米200克

做法

1.将红豆、大米、鲜玉米粒洗净，备用。2.砂锅中注入适量清水，用大火烧热，倒入备好的红豆、大米，搅拌均匀，放入洗好的玉米粒，拌匀。3.盖上锅盖，烧开后用小火煮约30分钟至食材熟软。揭开锅盖，关火后盛出煮好的饭即可。

烹饪时间 Times 31分钟

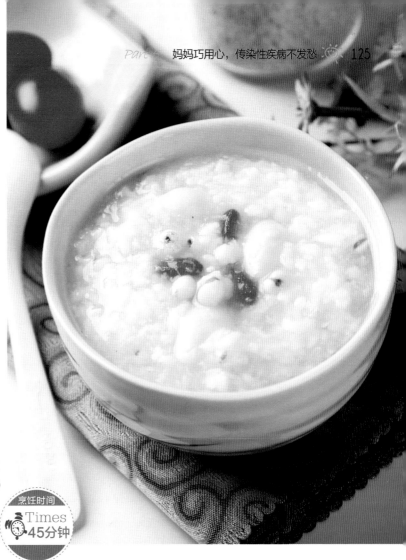

白果薏米粥

◎口味：清淡　◎烹饪方法：煮

原料

水发薏米、水发大米各80克，白果30克，枸杞子3克

调料

盐3克

烹饪时间
Times
45分钟

做法

1. 砂锅中注入适量清水烧开，倒入薏米、大米，拌匀。
2. 盖上盖，大火烧开后转小火煮30分钟至米粒熟软。
3. 揭盖，放入白果、枸杞子，拌匀，小火续煮10分钟至食材熟软。
4. 加入盐，搅拌至入味。关火，将煮好的粥盛出，装入碗中即可。

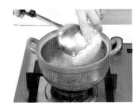 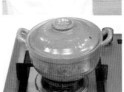 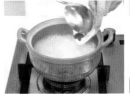 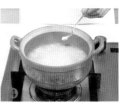

制作指导：白果具有养心润肺、化痰止咳、增强记忆力等功效，和薏米煮粥食用可美白润肤、增强免疫力。

马齿苋绿豆汤

◎口味: 清淡　◎烹饪方法: 煮

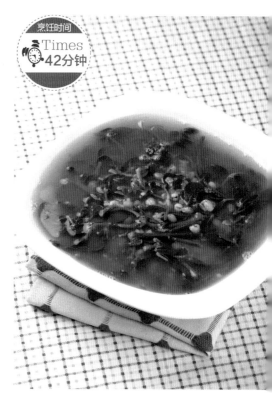

烹饪时间 Times 42分钟

原料

马齿苋90克，水发绿豆70克，水发薏米70克

调料

盐2克，食用油2毫升

做法

1.将马齿苋洗净切成段；将薏米、绿豆搓洗干净，备用。2.砂锅中注入适量清水烧开，倒入备好的薏米、绿豆，大火烧开后改用小火炖煮约30分钟，至食材熟软。3.放入切好的马齿苋，用小火煮10分钟，至食材熟透，放入适量食用油、盐，拌匀调味。4.把煮好的汤料盛出，装入碗中即可。

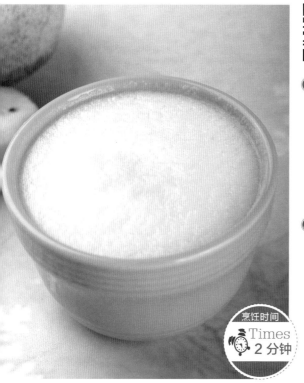

烹饪时间 Times 2分钟

马蹄雪梨汁

◎口味: 甜　◎烹饪方法: 榨汁

原料

马蹄90克，雪梨150克

做法

1.洗净去皮的马蹄切成小块；洗好的雪梨对半切开，去皮，切成瓣，去核，再切成小块，备用。2.取榨汁机，选择搅拌刀座组合，倒入备好的雪梨和马蹄，注入适量矿泉水。3.盖上盖，选择"榨汁"功能，榨取蔬果汁。4.揭开盖，将榨好的马蹄雪梨汁倒入杯中即可。

鸡肉胡萝卜碎米粥

◎口味: 鲜　◎烹饪方法: 煮

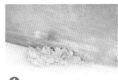
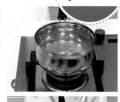

烹饪时间
Times
5分钟

🥦 原 料

鸡胸肉90克，土豆、胡萝卜各95克，大米65克

🔒 调 料

盐少许

🍳 做 法

1. 去皮的土豆切粒，胡萝卜切粒，鸡胸肉剁成肉泥。

2. 取榨汁机，选干磨刀座组合，将大米放入杯中，拧紧。

3. 选择"干磨"功能，将大米磨成米碎，倒入碗中备用。

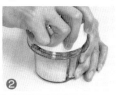
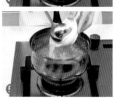
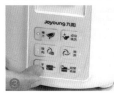
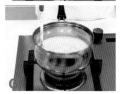

4. 汤锅中加入适量清水，倒入土豆粒、胡萝卜粒，搅匀，煮3分钟至熟。

5. 倒入鸡肉泥，搅拌匀，加入盐，拌匀。

6. 米碎用水调匀后倒入锅中，用勺子持续搅拌2分钟，煮成米糊，装碗即可。

◎ **制作指导**: 将鸡胸肉剁成肉泥，放入碗中，加入少许清水浸泡，可避免入锅煮制时肉末结成团。煮米糊时要不时搅拌，以免粘锅。

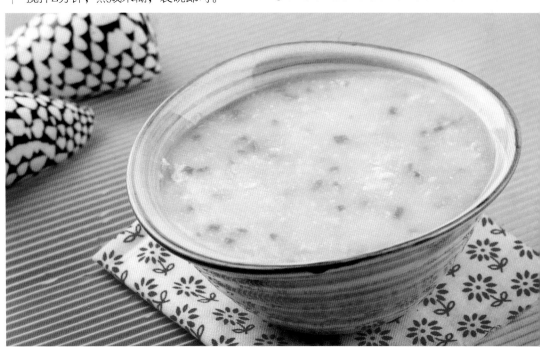

莲藕海带汤

◎口味: 清淡　◎烹饪方法: 煮

烹饪时间
Times
27分钟

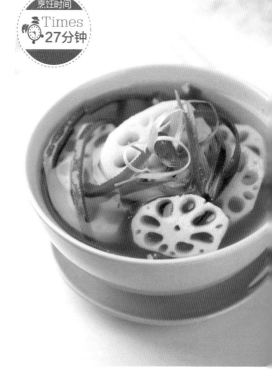

原料

莲藕160克, 水发海带丝90克, 姜片、葱段各少许

调料

盐、鸡粉各2克, 胡椒粉适量

做法

1.将去皮洗净的莲藕切厚片, 备用。2.砂锅中注入适量清水烧热, 倒入洗净的海带丝、藕片, 撒上备好的姜片、葱段, 搅散。3.盖上盖, 烧开后用小火煮约25分钟, 至食材熟透。揭盖, 加入少许盐、鸡粉, 撒上适量胡椒粉, 拌匀调味。4.关火后盛出煮好的海带汤, 装入碗中即成。

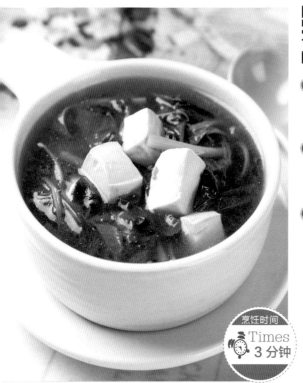

苋菜嫩豆腐汤

◎口味: 清淡　◎烹饪方法: 煮

原料

苋菜叶120克, 豆腐块150克, 姜片、葱花各少许

调料

盐2克, 食用油少许

做法

1.开水锅中, 倒入洗净切好的豆腐, 搅拌匀, 略煮, 捞出。2.锅中注入适量食用油, 放入姜片, 倒入苋菜叶, 翻炒至熟软, 向锅中加入适量清水, 搅拌匀, 煮约1分钟。3.倒入余煮好的豆腐, 搅拌匀, 加入适量盐, 拌匀调味。关火后盛出煮好的汤料, 装入碗中, 撒上葱花即可。

烹饪时间
Times
3分钟

西瓜西红柿汁

◎口味：甜　◎烹饪方法：榨汁

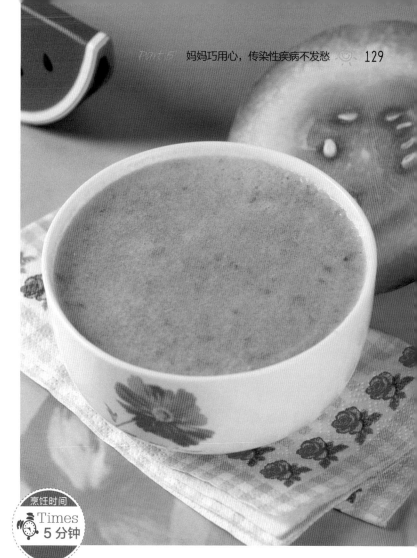

🥄 原 料

西瓜果肉120克，
西红柿70克

烹饪时间
Times
5分钟

🔪 做 法

1. 将洗净去皮的西瓜果肉切小块。
2. 洗好的西红柿切小瓣，待用。
3. 取榨汁机，选择搅拌刀座组合，倒入切好的西瓜和西红柿。
4. 注入少许纯净水，盖上盖，选择"榨汁"功能，榨取蔬菜汁。断电后将榨好的蔬菜汁倒入碗中即可。

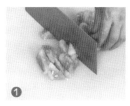
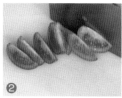
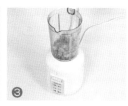
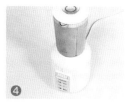

① ② ③ ④

◎ **制作指导：**西瓜含有大量水分，因此不宜加太多水，以免稀释果汁。为不影响口感，可将西红柿去皮后再榨汁。

麻疹

麻疹是儿童最常见的急性呼吸道传染病之一，病原为麻疹病毒，麻疹患者为唯一传染源，通过呼吸道分泌物飞沫传播，其传染性很强，人群普遍易感，发病主要是儿童，6个月~5岁小儿多见，病后可获得持久免疫力。

饮食调养

1.麻疹患儿平时应以流质或半流质饮食为主，多食营养高和富含维生素的食物。

2.发热期间给予清淡易消化的流质饮食，如牛奶、豆浆等，常更换食物品种并做到少量多餐，以增加食欲，利于消化吸收。

3.多喝温开水和热汤，利于排毒、退热、透疹。

预防护理

1.保持居室空气流通，温度、湿度适宜，光线柔和，避免强光刺激。防止直接风吹，避免受寒。

2.麻疹流行季节，幼儿应尽量少去公共场所，减少感染机会。

3.按计划接种麻疹减毒活疫苗。

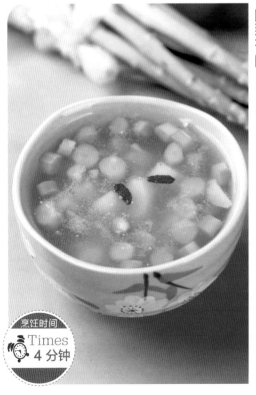

烹饪时间
Times
4分钟

芦笋马蹄藕粉汤

◎口味：甜　◎烹饪方法：煮

原料

马蹄肉50克，芦笋40克，藕粉30克

做法

1.将洗净去皮的芦笋切丁，备用；洗好去皮的马蹄肉切成小块，待用。

2.取一个干净的碗，把藕粉装入碗中，倒入适量温开水，调制均匀，制成藕粉糊，备用。3.洗净的砂锅中注入适量清水烧热，倒入切好的芦笋丁，拌匀，用大火煮约3分钟，至汤汁沸腾。

4.将调好的藕粉糊倒入砂锅中，拌煮至其溶入汤汁中。关火后盛出煮好的藕粉汤，装入碗中即成。

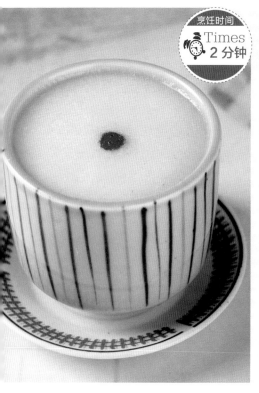

烹饪时间
Times
2分钟

马蹄汁

◎口味：甜　◎烹饪方法：榨汁

◎ 原 料
马蹄肉100克

◎ 调 料
蜂蜜适量

◎ 做 法

1.将洗净去皮的马蹄切成小块，备用。2.取榨汁机，选择搅拌刀座组合，倒入马蹄，加入适量矿泉水。3.盖上盖，选择"榨汁"功能，榨取马蹄汁，揭开盖，放入适量蜂蜜。4.再次盖上盖，继续搅拌一会儿，至其均匀。断电后把榨好的马蹄汁倒入杯中即可。

香菇苋菜

◎口味：鲜　◎烹饪方法：炒

◎ 原 料
鲜香菇50克，苋菜180克，姜片、蒜末各少许

◎ 调 料
盐、鸡粉各2克，料酒、水淀粉、食用油各适量

◎ 做 法

1.将洗净的香菇切成片，装入干净的盘中，待用。2.用油起锅，放入备好的姜片、蒜末，倒入切好的香菇片，淋入适量料酒，炒匀调香。3.倒入洗好的苋菜，炒至熟软，加入少量盐、鸡粉，淋入适量清水，倒入适量水淀粉，快速拌炒均匀。4.将炒好的食材盛出，装入盘中即成。

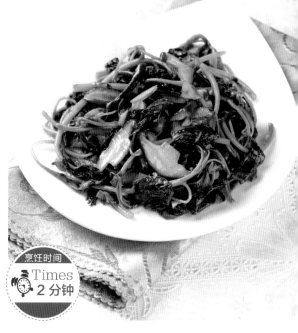

烹饪时间
Times
2分钟

茼蒿鲫鱼汤

◎口味：鲜　◎烹饪方法：煮

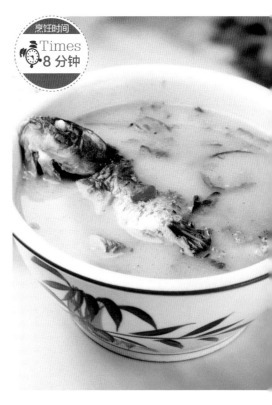

烹饪时间
Times
8分钟

🐟 原 料

鲫鱼肉400克，茼蒿90克，姜片、枸杞子各少许

🥣 调 料

盐3克，鸡粉2克，胡椒粉少许，料酒5毫升，食用油适量

🍳 做 法

1.将茼蒿切段，装入盘中，待用。2.用油起锅，倒入姜片，放入鲫鱼肉，用小火煎至两面断生，淋入料酒，注入清水，加少许盐、鸡粉，放入洗净的枸杞子。3.用大火煮约5分钟，至鱼肉熟软，倒入茼蒿，撒入少许胡椒粉，搅匀，续煮至食材熟透。关火后盛出煮好的鲫鱼汤即成。

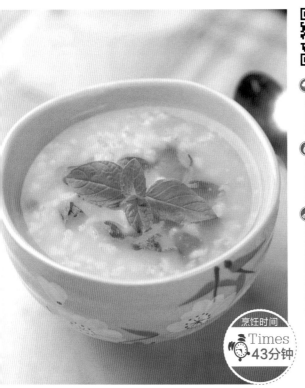

烹饪时间
Times
43分钟

薄荷糙米粥

◎口味：甜　◎烹饪方法：煮

🐟 原 料

水发糙米150克，枸杞子15克，鲜薄荷叶少许

🥣 调 料

冰糖25克

🍳 做 法

1.砂锅中注入适量清水烧热，倒入洗净的糙米，搅散。2.盖上盖，烧开后转小火煮约40分钟，至食材熟软，揭盖，倒入洗净的薄荷叶，搅匀，略煮一会儿。3.撒上备好的枸杞子，拌匀，用中火煮约2分钟，至食材熟透。4.加入适量冰糖，拌匀，用大火煮至溶化。关火后盛出煮好的糙米粥，装入碗中即可。

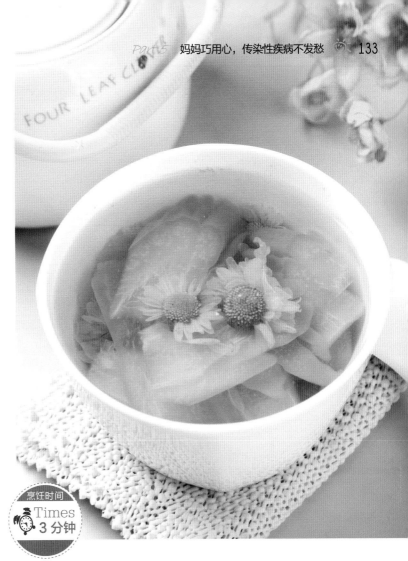

苦瓜菊花汤

◎口味：清淡　◎烹饪方法：煮

烹饪时间 Times 3分钟

原料

苦瓜500克，菊花2克

做法

1. 洗净的苦瓜对半切开，刮去瓤籽，斜刀切块。
2. 砂锅中注入适量的清水，用大火烧开。
3. 依次倒入苦瓜、菊花，搅拌均匀，续煮一会儿。
4. 煮开后略煮一会儿至食材熟透，关火，将煮好的汤盛出装入碗中即可。

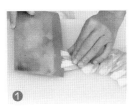
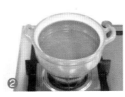
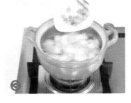
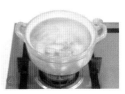

制作指导：苦瓜的瓜瓤一定要刮干净，不然汤汁会很苦。菊花冲洗后放入清水中泡一会儿，可减少杂质，以免影响口感。

香菜汤

◎口味：清淡　◎烹饪方法：煮

烹饪时间
Times
17分钟

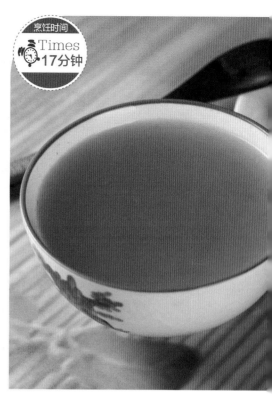

🧠 **原 料**

板栗肉40克，马蹄肉55克，胡萝卜、香菜各35克

🔪 **做 法**

1.洗净的胡萝卜切成薄片，用刀将洗好的马蹄肉拍一下，洗净的板栗肉拍裂，洗好的香菜切成长段，装盘备用。2.砂锅中注入适量清水烧开，倒入板栗肉、马蹄肉、香菜段、胡萝卜片，搅拌均匀。3.盖上盖，烧开后用小火煮约15分钟至食材熟透。4.关火后揭盖，盛出煮好的汤料，用滤勺滤入小碗中即可。

葱白姜汤面

◎口味：清淡　◎烹饪方法：煮

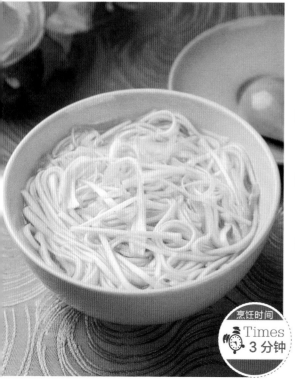

烹饪时间
Times
3分钟

🧠 **原 料**

面条160克，姜丝、葱丝各少许

🥡 **调 料**

盐、鸡粉各2克，食用油适量

🔪 **做 法**

1.用油起锅，倒入备好的姜丝、葱丝，爆香。2.锅中注入适量清水，用大火煮至汤汁沸腾。3.倒入备好的面条，拌匀，煮至熟软。4.加入盐、鸡粉，煮至入味，关火后盛出煮好的面条，放入干净的碗中，待稍微放凉后即可食用。

枇杷叶薏米雪梨汤

◎口味：甜　◎烹饪方法：煮

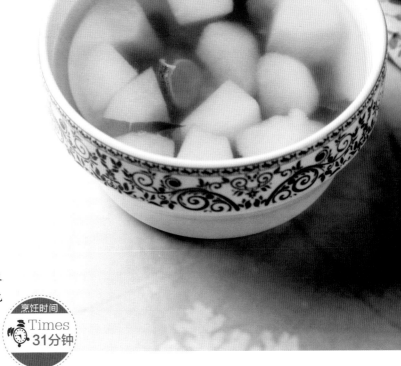

🍳 **原料**

雪梨块200克，水发薏米60克，枇杷叶、陈皮各少许

🧂 **调料**

冰糖3克

烹饪时间
Times
31分钟

🥢 **做法**

1. 砂锅中注入适量清水烧热，倒入备好的雪梨块、枇杷叶、陈皮、薏米。
2. 盖上盖，烧开后用小火煲煮约30分钟。
3. 揭开盖，倒入备好的冰糖。
4. 拌匀，煮至冰糖溶化。关火后盛出煮好的汤料即可。

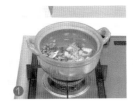 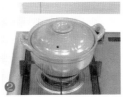 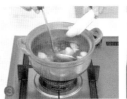 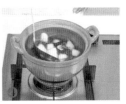

🍵 **制作指导**：雪梨有甜味，因此冰糖不可放太多。薏米要提前泡发，以免不易煮熟，泡薏米的水可以一同煮汤，营养价值更高。

寄生虫感染

寄生虫病是指寄生虫侵入人体而引起的疾病。因虫种和寄生部位不同，引起的病理变化和临床表现各异。本类疾病分布广泛，世界各地均可见到，但以贫穷落后、卫生条件差的地区为多见，热带和亚热带地区更多。

饮食调养

1.宜选择清淡、易消化的食物，少食辛辣、烧烤的食物，以免助热生湿。

2.蛔厥时，口服食醋60～100毫升，有安蛔止痛的作用。

3.冰箱中的生熟食品要严格分开。

4.不要边走边吃食物，生活中到处都漂浮着灰尘，灰尘中含有很多寄生虫卵。

预防护理

1.加强卫生宣教，普及预防寄生虫感染的知识，切断传染途径，特别是群居儿童应注意。

2.注意个人卫生，饭前洗手，勤剪指甲，纠正吮手的不良习惯。

3.患儿的内衣裤及被褥应勤换洗，用开水洗烫煮沸，玩具等物件可用0.5%碘液消毒，杀死虫卵。

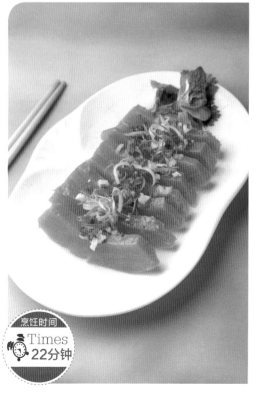

烹饪时间
Times
22分钟

椒香南瓜

◎口味: 甜　◎烹饪方法: 蒸

原料

南瓜350克，红椒15克，蒜末、姜末各适量，葱丝少许，高汤600毫升

调料

盐、鸡粉各2克，水淀粉、芝麻油各适量

做法

1.取小碗，加盐、鸡粉、高汤，倒入红椒粒、姜末、蒜末，拌匀，调成味汁。2.将切好的南瓜片摆放在蒸盘中，倒入味汁，放入烧开的蒸锅中，中火蒸至食材熟透，取出待用。3.炒锅置火上，倒入余下的高汤，用大火烧热，加入盐、鸡粉、水淀粉，淋芝麻油，拌匀，调成芡汁。4.关火后盛出，浇在菜肴上，撒上葱丝即可。

蒜蓉蒸娃娃菜

◎口味: 咸　　◎烹饪方法: 蒸

烹饪时间
Times
19分钟

原 料

娃娃菜350克，水发粉丝200克，红彩椒粒、蒜末各15克，葱花少许

调 料

盐、鸡粉各1克，生抽5毫升，食用油适量

做 法

1. 泡好的粉丝切段。
2. 洗净的娃娃菜切粗条，摆放在盘的四周，放上切好的粉丝，待用。
3. 蒸锅注水烧开，放上装有食材的盘子，用大火蒸至熟，取出，放置一旁待用。
4. 另起锅，注入适量食用油，倒入蒜末，爆香，加入生抽。
5. 倒入红彩椒粒，拌匀，加入盐、鸡粉，炒约2分钟至入味，制成蒜蓉汁。
6. 关火后盛出蒜蓉汤汁，浇在娃娃菜上，撒上葱花即可。

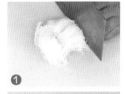
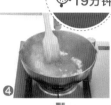
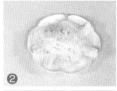
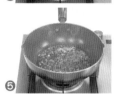
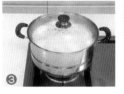
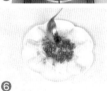

◎ **制作指导**: 事先可在娃娃菜上用牙签扎几个小孔，以便入味。将蒜切成细末状比用搅拌机搅碎或捣碎的蒜蓉口感要好很多。

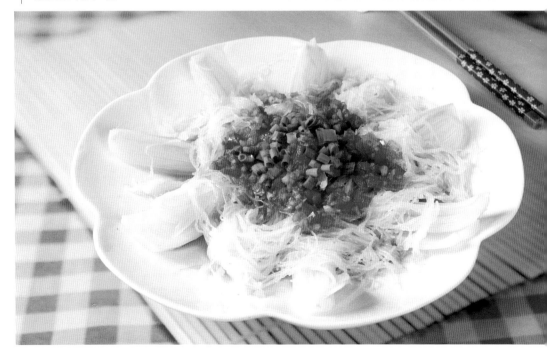

酸梅酱烧老豆腐

◎口味: 清淡　◎烹饪方法: 炒

烹饪时间
Times
17分钟

原 料

老豆腐250克，酸梅酱15克，瘦肉50克，去皮胡萝卜60克，姜片、蒜末各少许

调 料

盐、鸡粉各3克，白糖2克，生抽、料酒、食用油各适量

做 法

1.洗净老豆腐切块状，装入碗中，注入适量清水，加入盐，浸泡10分钟。

2.洗净的猪瘦肉切块，加盐、料酒、水淀粉，拌匀，腌渍15分钟。

3.开水锅中倒入胡萝卜，焯片刻，捞出。

4.油锅中倒入姜片、蒜末、瘦肉，炒匀。

5.加入生抽，翻炒约1分钟至转色，倒入胡萝卜、豆腐，炒匀。

6.加入生抽、料酒、盐、鸡粉、白糖、酸梅酱，炒至熟。关火后盛出，装盘即可。

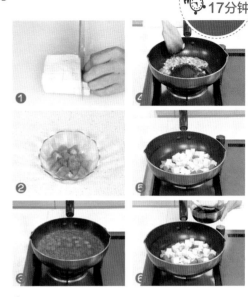

◎ **制作指导**: 切好的豆腐放入盐水中浸泡，可以有效去除豆腐的豆腥味。胡萝卜焯煮时间不宜过长，以免营养物质不耐高温被破坏掉。

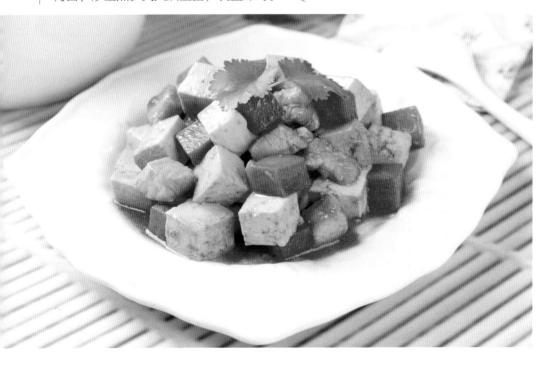

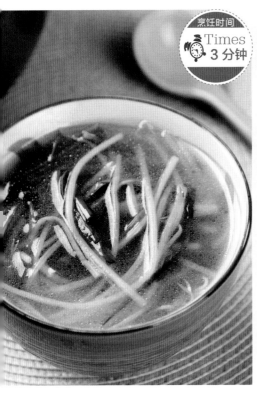

绿豆芽韭菜汤

◎口味：清淡　◎烹饪方法：煮

原料

韭菜60克，绿豆芽70克，高汤适量

调料

鸡粉、盐各2克，食用油适量

做法

1.用油起锅，放入韭菜段，炒香，再倒入洗净的绿豆芽，炒匀炒香。2.加入备好的高汤，用大火煮约1分钟至食材熟透。3.加少许鸡粉、盐调味，拌煮片刻至食材入味。关火后盛出煮好的汤料即可。

香椿芝麻酱拌面

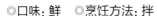

◎口味：鲜　◎烹饪方法：拌

原料

切面400克，鸡蛋1个，去头尾的黄瓜1根，香椿85克，白芝麻、蒜末各适量

调料

生抽7毫升，盐、芝麻油、芝麻酱各适量

做法

1.开水锅中，放入香椿，焯煮至变软，捞出，切碎。2.黄瓜洗净切粗丝，加香椿碎、蒜末、芝麻油，拌匀；芝麻酱放入碟中，加盐、生抽、温开水，搅散。3.开水锅中，放入切面，煮至熟软后捞出，浸入凉开水中。4.锅中留汤，打入鸡蛋，煮至其凝固，捞出，待用。5.另取一盘子，放切面、香椿、黄瓜丝，撒上芝麻酱、白芝麻，摆上荷包蛋即可。

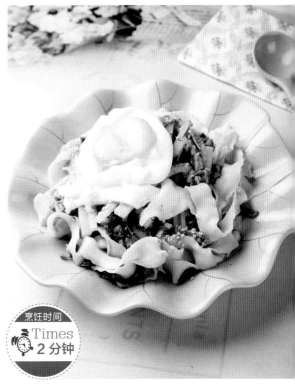

黑蒜拌芹菜

◎口味: 清淡　◎烹饪方法: 拌

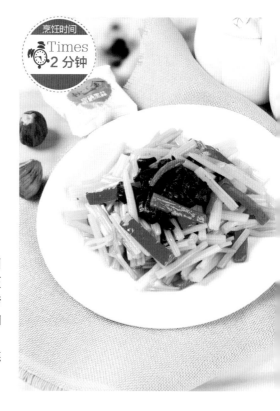

烹饪时间
Times
2分钟

原料

芹菜300克，红彩椒40克，黑蒜70克

调料

盐2克，鸡粉、白糖各1克，芝麻油5毫升，食用油适量

做法

1.锅中注入适量清水烧开，加入少许食用油、盐，拌匀，下入切好的芹菜段，焯煮至断生。2.倒入切好的彩椒，略煮一会儿，捞出焯好的食材，沥干水分，装入碗中。3.加入少许盐、鸡粉、白糖，淋上适量芝麻油，拌匀，将拌好的食材装盘，撒上切碎的黑蒜即可。

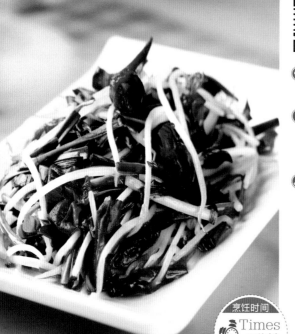

烹饪时间
Times
2分钟

韭菜银牙炒木耳

◎口味: 清淡　◎烹饪方法: 炒

原料

韭菜100克，绿豆芽80克，水发木耳45克

调料

盐、鸡粉各2克，料酒3毫升，食用油适量

做法

1.将洗净的木耳切成粗丝，洗好的韭菜切成段。2.开水锅中，加入少许盐，倒入木耳丝，略煮，捞出，沥干水分，待用。3.用油起锅，倒入木耳、韭菜段，快速翻炒匀，至韭菜呈深绿色时，倒入洗净的绿豆芽，翻炒匀，淋上少许料酒，炒香、炒透。4.加入适量盐、鸡粉，翻炒一会儿，至食材熟透、入味。关火后盛出炒好的菜肴，装盘即成。

肉泥洋葱饼

◎口味：鲜　◎烹饪方法：煎

原料

瘦肉90克，洋葱40克，面粉120克

调料

盐2克，食用油适量

做法

1. 用榨汁机将瘦肉制成肉泥，倒入干净的盘中待用。
2. 将洗净的洋葱切粒，备用。
3. 面粉中加入适量清水，搅匀，倒入肉泥，搅至面团起劲。
4. 加入洋葱，搅拌，撒上盐，制成面糊。
5. 煎锅中注入适量食用油，烧至三成热。
6. 放入面糊，压成饼状，用小火煎至两面熟透。关火后盛出，放凉，切成小块，摆盘即可。

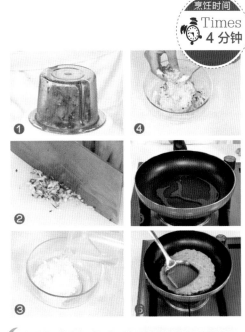

制作指导：注油烧热后要轻轻转动煎锅，使油分散开，煎饼时才不容易煳锅。若煎饼之前先醒面10分钟，煎出来的饼口感更佳。

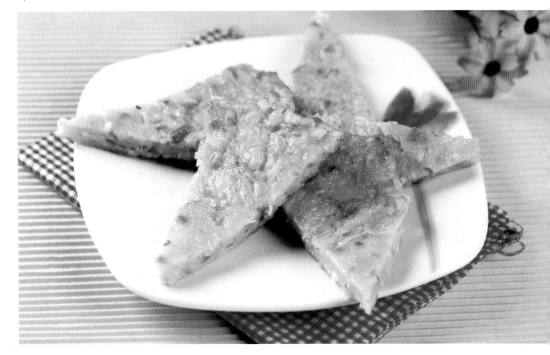

手足口病

手足口病是由多种肠道病毒引起的传染病，以婴幼儿发病为主，多发生于4岁以下儿童。其感染途径包括消化道、呼吸道及接触传播。流行期间，幼儿园是最易发生集体感染的场所，家庭也可发生聚集发病现象。

饮食调养

1.饮食宜清淡，多吃绿豆、黄瓜、冬瓜、丝瓜、苦瓜、马蹄、茭白、芹菜、猕猴桃、葡萄、樱桃、草莓等清热解毒的食物。

2.多喝水。白开水可促进人体的代谢功能并且使之发汗，帮助降低体表温度，促使机体康复，有助于缓解手足口病的症状。

预防护理

1.流行期间不宜带儿童到人群聚集、空气流通差的公共场所。

2.患儿用过的玩具、餐具或其他用品应彻底消毒，一般多用含氯的消毒液浸泡及煮沸消毒，不宜蒸煮或浸泡的物品可置于日光下暴晒。

3.保持口腔清洁，每次餐后用温水漱口，预防细菌继发感染。

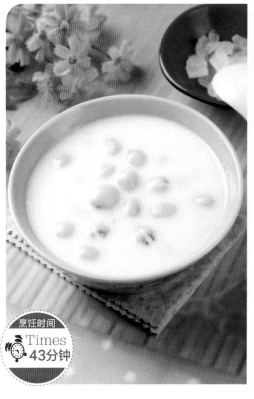

牛奶莲子汤

◎口味：甜　◎烹饪方法：煮

原料

牛奶250毫升，去芯莲子100克

调料

白糖15克

做法

1.砂锅中注入适量清水烧开，放入泡好的莲子。2.盖上盖，用大火煮开后转小火续煮40分钟至熟软。3.揭盖，加入少量白糖，拌匀至溶化，倒入备好的牛奶，稍煮片刻至入味。4.关火后盛出煮好的汤料，装入干净的碗中，待稍微凉凉后即可食用。

烹饪时间
Times
43分钟

木耳枸杞蒸蛋

◎口味：清淡　◎烹饪方法：蒸

烹饪时间
Times
12分钟

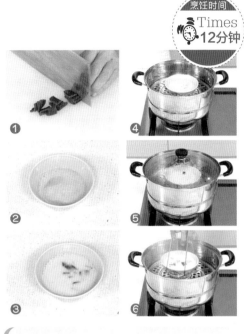

① ② ③ ④ ⑤ ⑥

◉ 原 料

　　鸡蛋2个，木耳1朵，
　　水发枸杞子少许

◉ 调 料

　　盐2克

◉ 做 法

　　1.洗净的木耳切粗条，改切成块。
　　2.取一碗，打入鸡蛋，加入盐，搅散。
　　3.倒入适量温水，加入木耳，拌匀。
　　4.蒸锅注入适量清水烧开，放上碗。
　　5.加盖，中火蒸10分钟至熟。
　　6.揭盖，关火后取出蒸好的鸡蛋，放上枸杞子即可。

◎ **制作指导**：要长时间搅动蛋液使蛋液起泡，这样蒸制蛋液时不会融为一体，影响口感。加入温开水时，要边加水边搅拌。

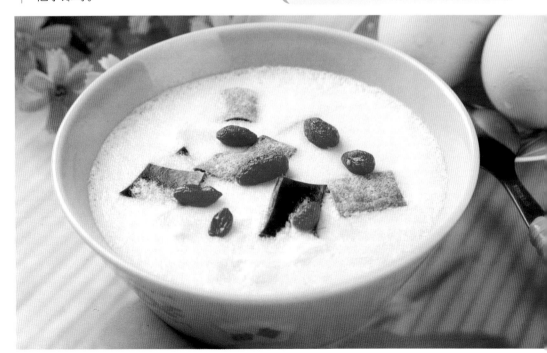

马齿苋生姜肉片粥

◎口味: 鲜　◎烹饪方法: 煮

烹饪时间 Times 28分钟

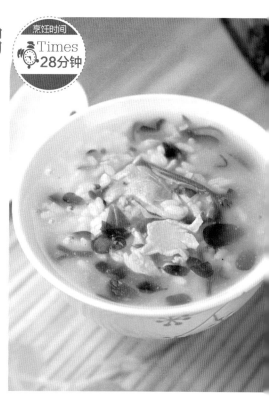

原料

水发大米120克，马齿苋60克，猪瘦肉75克，姜块40克

调料

盐、鸡粉各2克，料酒4毫升，胡椒粉1克，水淀粉8毫升，芝麻油4毫升

做法

1.将洗净的姜块切细丝，马齿苋切段。2.洗净的猪瘦肉切片，装入碗中，加盐、鸡粉、料酒、水淀粉，拌匀，腌渍约10分钟。3.砂锅中注水烧热，倒入洗好的大米，烧开后用小火煮约20分钟。倒入马齿苋，拌匀，用中火煮约5分钟。倒入瘦肉，撒上姜丝，拌匀。4.加盐、鸡粉、芝麻油、胡椒粉，拌匀调味；关火后盛出煮好的粥即可。

茼蒿炒豆腐

◎口味: 鲜　◎烹饪方法: 炒

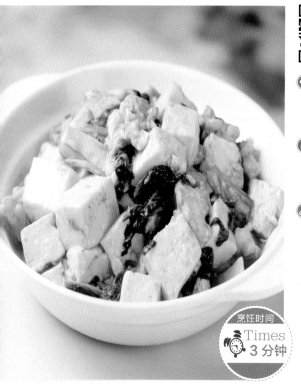

烹饪时间 Times 3分钟

原料

鸡蛋2个，豆腐200克，茼蒿100克，蒜末少许

调料

盐3克，水淀粉9毫升，生抽10毫升，食用油适量

做法

1.将鸡蛋打入碗中，豆腐切小方块，茼蒿切段。2.锅中注水烧开，加盐，倒入豆腐，煮至沸，捞出。3.用油起锅，倒入蛋液，炒至熟，盛出。4.锅底留油，放入蒜末、茼蒿、豆腐、鸡蛋，淋生抽，炒匀。加入少许盐、清水、水淀粉，快速翻炒均匀。盛出炒好的食材，装入盘中即可。

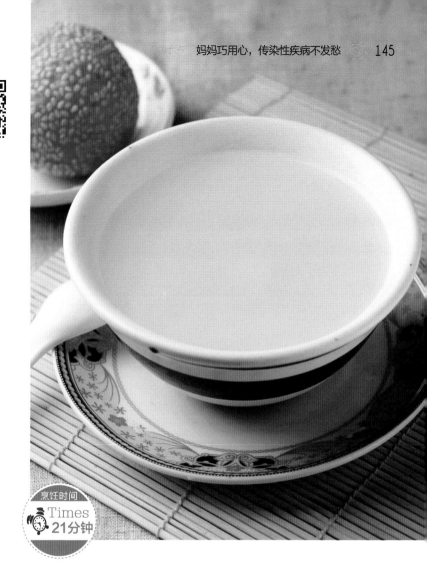

清淡米汤

◎口味：清淡　◎烹饪方法：煮

烹饪时间
Times
21分钟

🍲 **原料**

水发大米90克

✅ **做法**

1. 砂锅中注入适量清水烧开，倒入洗净的大米，搅拌均匀。
2. 盖上盖，烧开后用小火煮20分钟，至米粒熟软。
3. 揭盖，搅拌均匀。
4. 将煮好的粥滤入碗中，待米汤稍微冷却后即可饮用。

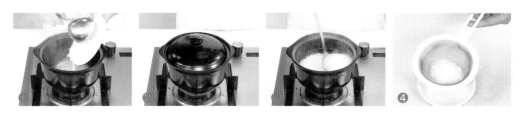

制作指导：在锅中放入少量的食用碱，可使米汤浓稠；米汤最好是用留存胚与糊粉层的勿淘米来熬制，营养保健作用更佳。

苦瓜胡萝卜粥

◎口味: 清淡　◎烹饪方法: 煮

烹饪时间
Times
41分钟

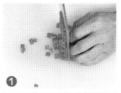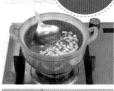
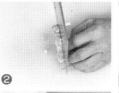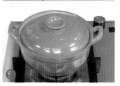
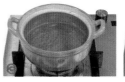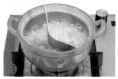

原 料

水发大米140克，苦瓜45克，胡萝卜60克

做 法

1.洗净去皮的胡萝卜切片，再切成条，改切成粒。

2.洗好的苦瓜切开，去瓜瓤，再切条形，改切成丁，备用。

3.砂锅中注入适量清水烧开。

4.倒入备好的大米、苦瓜、胡萝卜，搅拌均匀。

5.盖上锅盖，烧开后用小火煮约40分钟至食材熟软。

6.揭开锅盖，搅拌一会儿。关火后盛出煮好的粥即可。

◎ 制作指导: 苦瓜要将瓜瓤去除干净，然后在煮粥前用盐腌制一会儿，能减少苦味或者将苦瓜在开水锅中焯煮一下，也可减轻苦味。

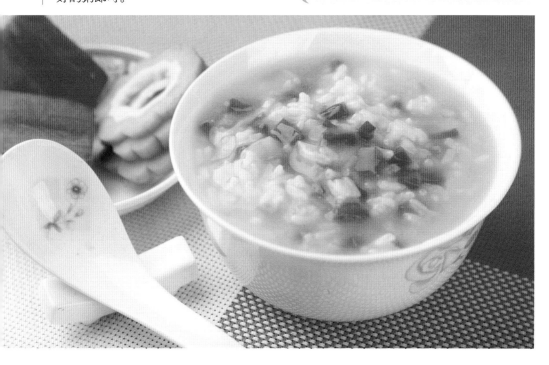

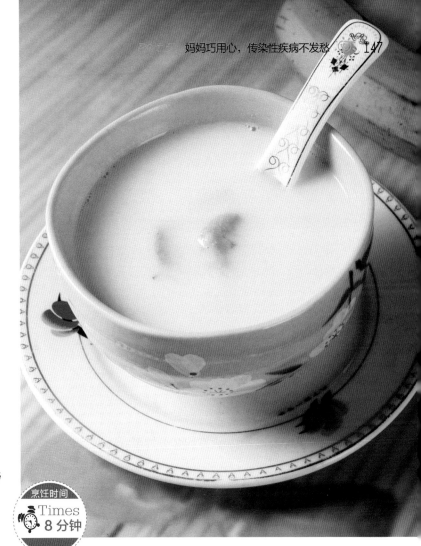

香蕉牛奶甜汤

◎ 口味：甜　◎ 烹饪方法：煮

烹饪时间
Times
8分钟

原 料

香蕉60克，牛奶少许

调 料

白糖适量

做 法

1. 香蕉去皮，切成小块，备用。
2. 将香蕉倒入开水锅中，用小火煮7分钟。
3. 揭开锅盖，倒入备好的牛奶。
4. 加入适量白糖，搅拌片刻至其溶化。盛出，装入碗中即可。

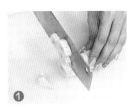
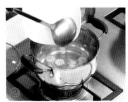
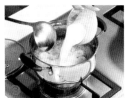
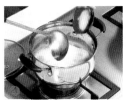

制作指导：煮此汤时火不要太大，以免煮烂破坏口感。煮牛奶前，用清水把锅冲一遍，使锅内保持湿润，不易使牛奶粘锅。

流行性腮腺炎

　　流行性腮腺炎又叫"痄腮"，是儿童和青少年中常见的呼吸道传染病，多发于春季。它是由腮腺炎病毒引起的急性、全身性感染，以腮腺肿痛为主要特征，有时亦可累及其他唾液腺。

饮食调养

1.患病期间要多吃营养丰富且易于消化的半流食或软食，如绿豆汤、大米粥等。
2.要给患儿多喝水，这样有利于退热及毒素的排出。
3.在急性期不要吃酸、辣、甜味及干硬食品，以免刺激唾液腺使之分泌增多，加重肿痛。症状明显好转后可吃促进唾液分泌的食物，以促进腮腺功能的恢复。

预防护理

1.流行期间少去公共场所，可采用腮腺炎减毒活疫苗肌注预防。
2.经常通风换气，这样既可保持室内空气新鲜，又可达到空气消毒的目的。
3.注意口腔卫生，饭后及睡觉前后家长要督促孩子用淡盐水漱口或刷牙，清除口腔及牙齿上的食物残渣，防止继发细菌感染。

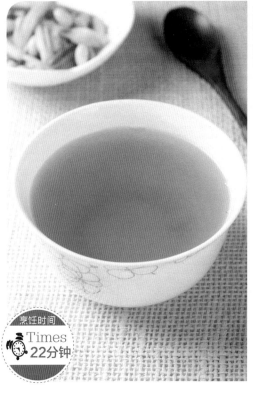

黄豆黄花菜饮

◎口味: 清淡　◎烹饪方法: 煮

原料

水发黄豆90克，水发黄花菜80克

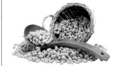 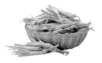

做法

1.将黄豆倒入干净的碗中，注入适量清水，搓洗干净，倒入滤网，沥干水分，备用。2.砂锅中注入适量清水，用大火烧开，倒入洗净的黄豆、黄花菜，用汤匙搅拌均匀。3.盖上盖，烧开后用小火煮约20分钟至食材熟透。4.揭盖，盛出煮好的汤料，装入碗中即可。

烹饪时间
Times
22分钟

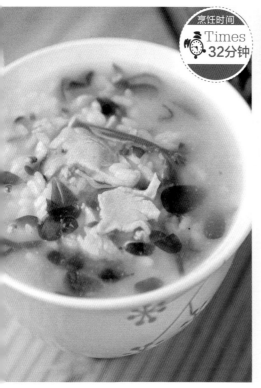

Times 32分钟
烹饪时间

马齿苋瘦肉粥

◎口味：鲜　◎烹饪方法：煮

◎ 原 料

马齿苋40克，瘦肉末70克，水发大米100克

◎ 调 料

盐、鸡粉各2克

◎ 做 法

1.洗好的马齿苋切碎，备用。2.砂锅中注水烧开，倒入洗好的大米，用小火炖30分钟，至大米熟软。3.倒入瘦肉末，煮沸后倒入马齿苋，加少许盐、鸡粉，拌匀调味。4.小火续煮片刻后，盛出煮好的粥即可。

慈姑蔬菜汤

◎口味：清淡　◎烹饪方法：煮

◎ 原 料

慈姑150克，南瓜180克，西红柿100克，大白菜200克，葱花少许

◎ 调 料

盐、鸡粉各2克，鸡汁、食用油各适量

◎ 做 法

1.将洗净的西红柿、大白菜切成小块；洗好的南瓜、慈姑切成片。2.锅中注入适量清水，用大火烧开，放入适量食用油、盐、鸡粉、慈姑、南瓜、白菜、西红柿，搅拌匀，煮至食材熟透。3.倒入鸡汁，搅拌片刻，使汤汁入味。4.关火后将煮好的汤料盛出，装入碗中，撒上葱花即可。

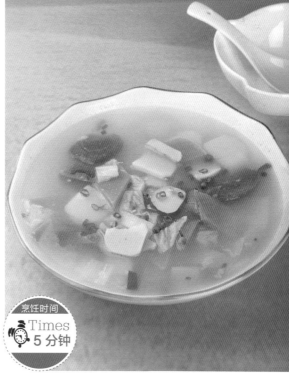

Times 5分钟
烹饪时间

胡萝卜玉米牛蒡汤

◎口味: 清淡　◎烹饪方法: 煮

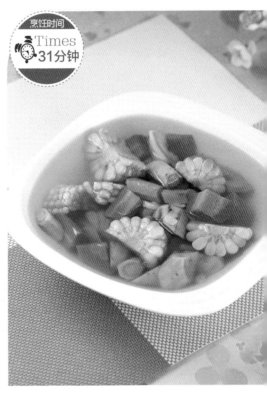

烹饪时间
Times
31分钟

原料

胡萝卜90克，玉米棒150克，牛蒡140克

调料

盐、鸡粉各2克

做法

1.将洗净的胡萝卜切成小块；洗好的玉米切小块；洗净的牛蒡切成滚刀块，备用。2.砂锅中注入适量清水烧开，倒入牛蒡、胡萝卜和玉米。3.盖上盖，煮沸后用小火煮约30分钟，至食材熟透。4.揭开盖，加入盐、鸡粉，拌匀，续煮至食材入味。关火后盛出，装在碗中即成。

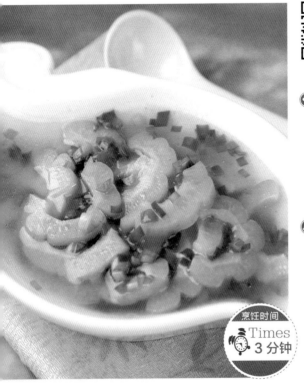

烹饪时间
Times
3分钟

韭菜苦瓜汤

◎口味: 清淡　◎烹饪方法: 煮

原料

苦瓜150克，韭菜65克，食用油适量

做法

1.将洗净择好的韭菜切碎；洗好的苦瓜切开，去瓤，再切成片，备用。2.用油起锅，倒入备好的苦瓜片，翻炒至变色，倒入切好的韭菜，快速翻炒出香味。3.注入适量清水，搅匀，用大火略煮一会儿，至食材变软。4.关火后盛出煮好的汤料即可。

茅根瘦肉汤

◎口味：鲜　◎烹饪方法：煮

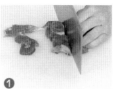
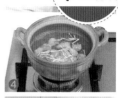
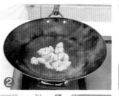
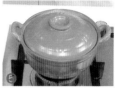
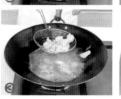
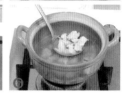

烹饪时间
Times
62分钟

原 料

猪瘦肉200克，茅根8克，姜片、葱花各少许

调 料

盐2克，料酒3毫升

做 法

1. 将洗净的猪瘦肉切片，再切大块。
2. 锅中注入适量清水烧开，放入瘦肉块，淋入少许料酒，煮约1分钟。
3. 捞出氽煮好的瘦肉，沥干水分，待用。
4. 砂锅中注入适量清水烧开，倒入茅根、瘦肉块，撒上姜片。
5. 大火烧开后改用小火煮约1小时，至食材熟透。
6. 加入少许盐，拌匀调味。关火后盛出汤料，装入碗中，撒上葱花即成。

◎ 制作指导：猪瘦肉氽水后过一下冷水，可使其口感更佳。茅根在煮时可用纱布包起来，煮好后捞出，这样不影响喝汤。

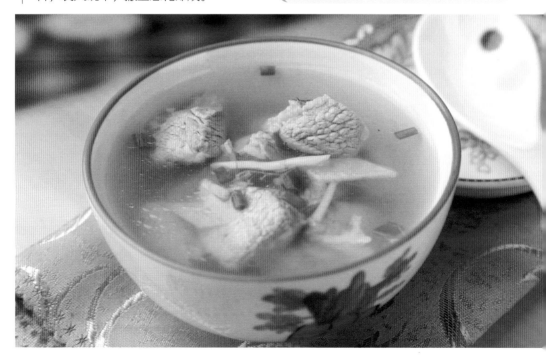

苋菜豆腐鹌鹑蛋汤

◎口味: 鲜　◎烹饪方法: 煮

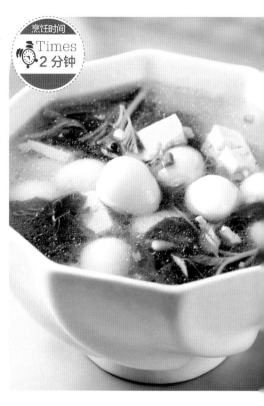

烹饪时间 Times 2分钟

🥗 **原 料**

熟鹌鹑蛋180克，豆腐150克，苋菜100克，姜片、葱花各少许

🥄 **调 料**

盐2克，芝麻油、食用油各适量

⚙️ **做 法**

1.将备好的豆腐切成小方块，洗净的苋菜切小段。2.锅中注水烧开，加盐、食用油，撒上姜片，再倒入豆腐块，用大火煮一会儿。3.放入熟鹌鹑蛋、苋菜，淋入少许芝麻油，搅拌匀，续煮片刻，至食材熟软、入味。4.关火后盛出煮好的蛋汤，装入汤碗中，撒上葱花即成。

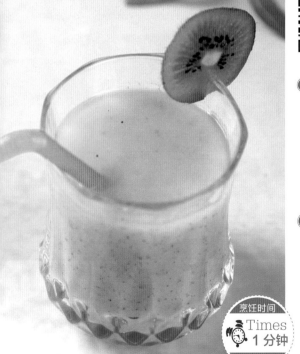

猕猴桃马蹄汁

◎口味: 酸　◎烹饪方法: 榨汁

🥗 **原 料**

猕猴桃200克，马蹄肉80克

⚙️ **做 法**

1.将备好的马蹄肉切成厚片；猕猴桃去皮，清洗干净，再切成小块，备用。2.取榨汁机，选择搅拌刀座组合，倒入切好的马蹄肉、猕猴桃。3.注入适量纯净水，选择"榨汁"功能，榨约30秒。4.将榨好的果汁滤入杯中，撇去浮沫即可。

烹饪时间 Times 1分钟

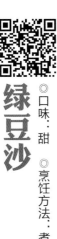

绿豆沙

◎口味：甜　◎烹饪方法：煮

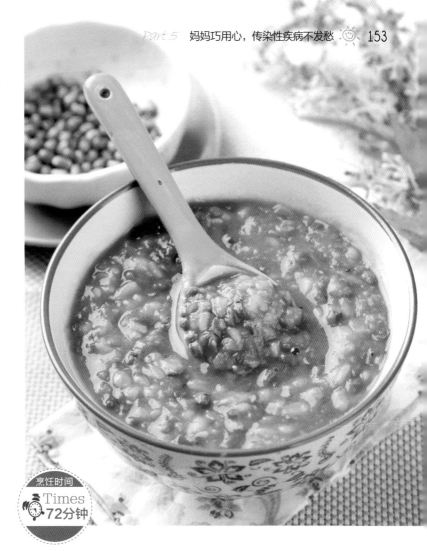

Times
72分钟
烹饪时间

🐮 原 料

水发绿豆100克

🧂 调 料

冰糖各30克

🍲 做 法

1. 锅中加入约1000毫升清水，用大火煮沸，倒入洗好的绿豆。
2. 盖上盖，用慢火煮约40分钟至皮裂开。
3. 揭盖，加入冰糖，小火续煮约3分钟至完全融化。
4. 将做好的绿豆沙盛出即可。

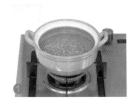
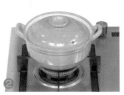
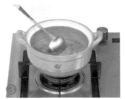
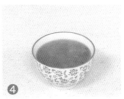

◎制作指导：绿豆一定要充分泡发开，这样能缩短烹饪的时间。豆皮浮上来后，用漏勺捞出，才不会影响绿豆沙细细沙沙的口感。

细菌性痢疾

细菌性痢疾简称菌痢，中医称为"疫毒痢"，是痢疾杆菌引起的肠道传染病，传染源为患者和病菌携带者。传染源的粪便污染食物、水、生活用品或手，经口感染。患者主要是儿童，尤以2～7岁发病率最高。

饮食调养

1.在发热、腹痛、腹泻明显时，应禁食。
2.当症状稍有减轻时，可进食清淡、营养丰富、易消化、脂肪少的流质食物。
3.忌食牛奶、豆浆及易产气的饮食，以保证肠道的充分休息。
4.多饮水，改善脱水和毒血症，利于毒素的排泄。

预防护理

1.保持环境安静，室温宜在30℃以下。
2.培养良好的卫生习惯，饭前便后要洗手。讲究饮食卫生，不喝生水，不吃腐烂、不洁的食物。
3.做好饮食、饮水、粪便的管理。

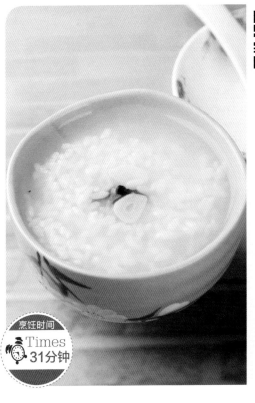

烹饪时间
Times
31分钟

姜黄蒜片粥

◎口味: 清淡　◎烹饪方法: 煮

🍲 原 料

水发大米120克，姜黄、蒜末各少许

 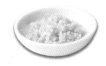

🥄 做 法

1.砂锅中注入适量清水，用大火烧热。2.倒入备好的姜黄、蒜末，放入洗好的大米，烧开后用小火煮约30分钟至大米熟软。3.持续搅拌片刻，将煮好的粥盛出，装入干净的碗中，待稍微凉凉后即可食用。

鸡蛋苋菜汤

◎口味: 鲜　◎烹饪方法: 煮

烹饪时间
Times
2分钟

🐔 原 料

　　鸡蛋2个，苋菜120克

🧂 调 料

　　盐、鸡粉各2克，食用油适量

🔪 做 法

1.洗净的苋菜切段，装入盘中待用。
2.将鸡蛋打入干净的碗中，打散调匀。
3.锅中倒入适量食用油，倒入切好的苋菜，翻炒一会儿。
4.向锅中注入适量清水，用大火煮沸，放入鸡粉、盐，拌匀调味。
5.倒入备好的蛋液，迅速搅拌匀。
6.煮沸后将锅中煮好的汤料盛出，装入碗中即可。

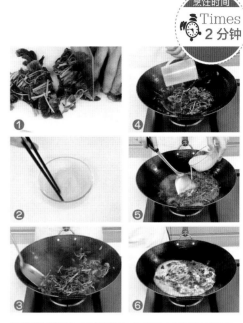

💬 **制作指导**: 炒苋菜的时间不可过长，否则会流失较多的营养。向沸汤中倾倒蛋液时，让其沿筷子尖均匀地导流入汤中，这样蛋花会均匀分布。

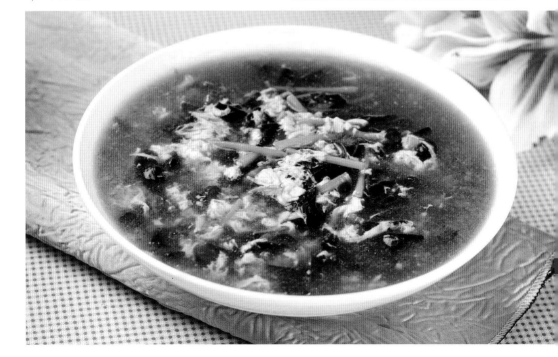

马齿苋蜜茶

◎口味: 甜　◎烹饪方法: 煮

烹饪时间
Times
16分钟

原料

马齿苋40克，蜂蜜60克，枸杞子少许

做法

1.砂锅中注入适量清水烧开，放入洗净的马齿苋，倒入洗好的枸杞子，搅拌匀。2.大火烧开后改用小火煮15分钟，至全部食材熟透，关火。3.锅中倒入适量蜂蜜，搅拌均匀。4.盛出拌好的甜汤，装入干净的碗中，待稍凉后即可饮用。

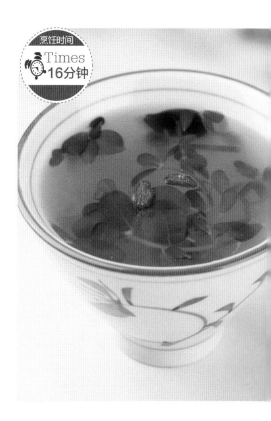

淮山莲子茯苓糊

◎口味: 清淡　◎烹饪方法: 煮

原料

水发莲子120克，淮山40克，茯苓25克，麦芽少许

调料

盐1克

做法

1.取榨汁机，选择搅拌刀座组合，放入洗好的莲子、淮山、茯苓、麦芽。2.再倒入适量纯净水，选择"搅拌"功能，磨成粉末，倒出，备用。3.砂锅中注入清水，大火烧开，倒入搅拌好的材料，加入盐，煮约2分钟至食材呈糊状。4.关火后盛出煮好的食材即可。

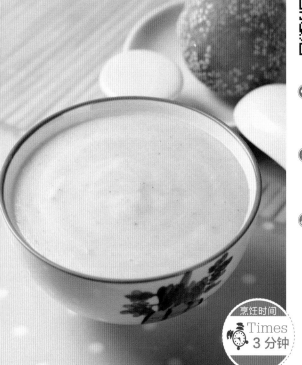

烹饪时间
Times
3分钟

丝瓜竹叶粥

◎口味：清淡　◎烹饪方法：煮

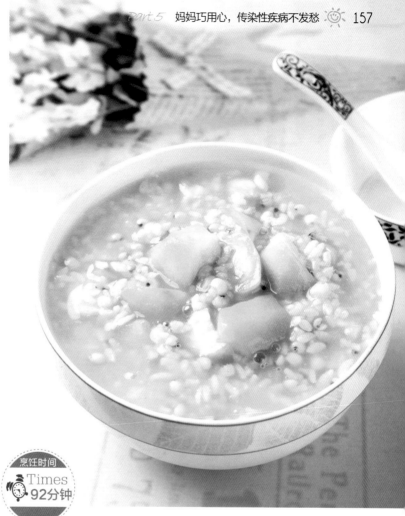

🍲 原料

大米、薏米各100克，竹叶少许，丝瓜30克

烹饪时间
Times
92分钟

🥢 做法

1. 洗净去皮的丝瓜切滚刀块，待用。
2. 砂锅中注入适量清水烧热，倒入备好的竹叶，煮开后转小火煮30分钟至其析出有效成分。揭开锅盖，将竹叶捞干净。
3. 倒入备好的大米、薏米，搅拌均匀，煮开后转小火煮1小时至食材熟透。
4. 揭开锅盖，倒入丝瓜，略煮一会儿至其熟软。关火后将粥盛出，装入碗中即可。

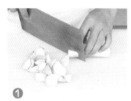
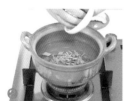
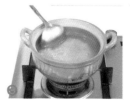
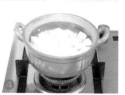

◎ **制作指导**：丝瓜易熟，因此不能煮太久，以免影响口感。洗净的竹叶可放入纱袋中煮水，避免打捞带来的麻烦。

鱼腥草山楂饮

◎口味: 甜　◎烹饪方法: 煮

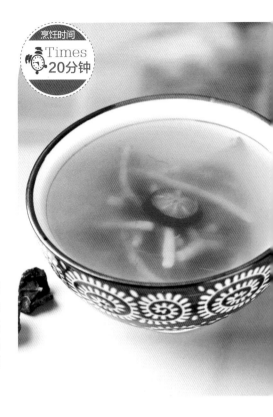

烹饪时间
Times
20分钟

原料
鱼腥草50克，干山楂20克

调料
蜂蜜10克

做法
1.砂锅中注入适量清水，用大火烧开。2.倒入洗净的鱼腥草、干山楂，用小火炖约20分钟，至其析出有效成分。3.关火后，盛出煮好的药茶，装入干净的碗中，加入适量蜂蜜，搅匀。4.静置一会儿，待稍微放凉后即可饮用。

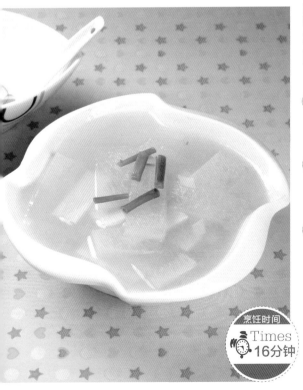

山药冬瓜汤

◎口味: 清淡　◎烹饪方法: 煮

原料
山药100克，冬瓜200克，姜片、葱段各少许

调料
盐、鸡粉各2克，食用油适量

做法
1.将洗净的山药、冬瓜分别切成片，备用。2.用油起锅，放入姜片，爆香，倒入切好的冬瓜片，拌炒匀。3.注入适量清水，放入备好的山药，烧开后用小火煮至食材熟透，放入适量盐、鸡粉，拌匀。4.将锅中煮好的汤料盛出，装入碗中，放入葱段即可。

烹饪时间
Times
16分钟

胡萝卜银耳汤

◎口味: 甜　◎烹饪方法: 煮

🥬 **原 料**

胡萝卜200克，水发银耳160克

🧂 **调 料**

冰糖30克

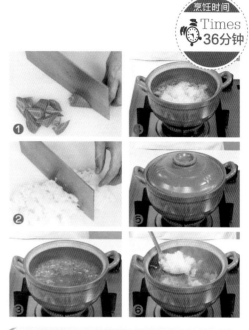

🔪 **做 法**

1.去皮的胡萝卜对半切开，切滚刀块。

2.洗净的银耳去根部，切小块，备用。

3.砂锅中注入适量清水，大火烧开。

4.放入切好的胡萝卜、银耳，用大火煮沸后转小火炖30分钟，至银耳熟软。

5.加入少许冰糖，搅拌匀，用小火再炖煮约5分钟，至冰糖完全溶化。

6.揭盖，略微搅拌，盛出煮好的银耳汤，装碗即可。

🍲 **制作指导**: 洗净的银耳放入碗里，加入适量清水，然后盖上盖子，放入微波炉中，用中火加热两分钟，可快速泡发银耳。

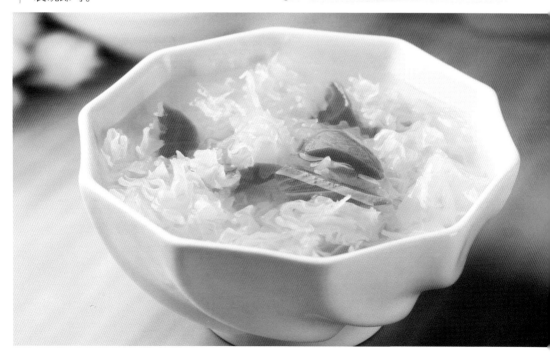

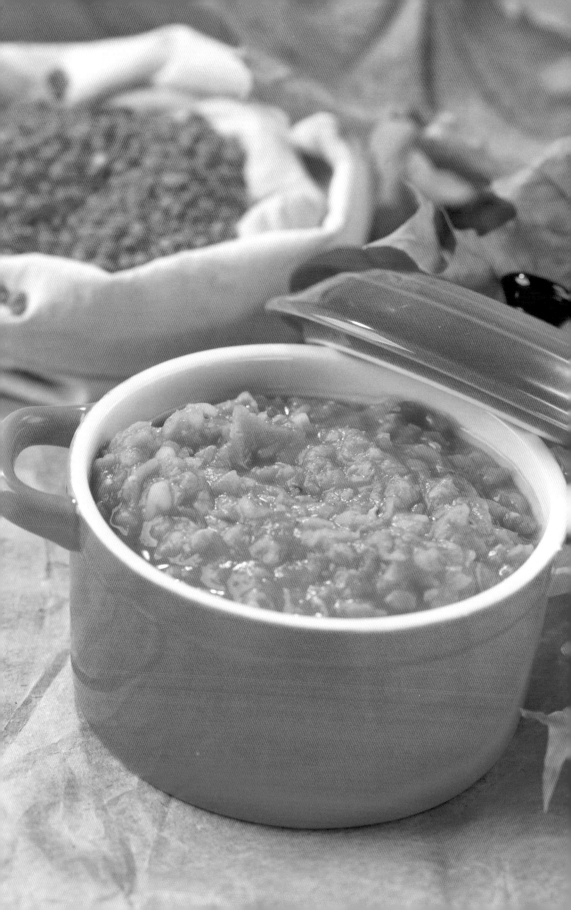

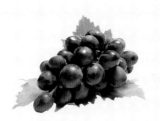

妈妈巧用心，
泌尿系统疾病不发愁

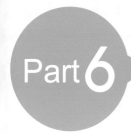

Part 6

泌尿系统是人体非常重要的新陈代谢系统，呵护好儿童的泌尿系统健康同样具有举足轻重的作用。可能您觉得泌尿系统疾病离孩子很远，其实不然，孩子经常尿床、小便频繁、排尿时有疼痛感，其实都与泌尿系统疾病有关。了解了这些，想必您一定会引起重视，面对小儿常见的泌尿系统疾病，作为家长，您肯定想知道如何在饮食中巧花心思，不再为此发愁吧。如果您能根据书中的指导去做，便能及早把孩子的身体调理好，起到事半功倍的效果。

小儿遗尿

小儿遗尿是指3岁以上的小儿在睡眠中不知不觉地将小便尿在床上，又称"尿床"。当膀胱胀满时发出冲动刺激脊髓排尿中枢，即排尿。睡眠时大脑皮质接受尿急冲动的区域仍保持功能，若这种神经调节功能发育不全或失调，就可引发遗尿。

饮食调养

1.肾气不足宜食具有温补固涩作用的食物，如糯米、山药、莲子等；小儿肝胆火旺者宜食具有清补作用的食物，如大米、薏米、豆腐、银耳等。

2.患儿晚餐宜吃稍干的饭，以减少摄水量。

3.忌辛辣刺激性食物。过多食用这类食物，可使大脑皮层功能失调，发生遗尿。

预防护理

1.白天多给孩子喝水，当他有尿意的时候，让他先忍10~20分钟，每天训练1~2次，如此可使膀胱扩张，增加膀胱容量。

2.及时更换尿湿的被褥和衣裤。孩子睡觉的被褥要干净、暖和，尿湿后应及时更换，不要让孩子睡在潮湿的被褥里，否则，会使孩子更易尿床。

韭菜炒羊肝

◎口味：鲜　◎烹饪方法：炒

原料

韭菜120克，姜片20克，羊肝250克，红椒45克

调料

盐、鸡粉各3克，生粉5克，料酒16毫升，生抽4毫升

做法

1.洗好的韭菜切段，红椒切条。2.处理干净的羊肝切片，加姜片、料酒、盐、鸡粉、生粉，腌渍至入味。3.锅中注水烧开，放入羊肝，煮至沸，汆去血水，捞出。4.用油起锅，倒入羊肝，淋料酒、生抽，倒入韭菜、红椒，加盐、鸡粉，炒至食材熟透，盛出即可。

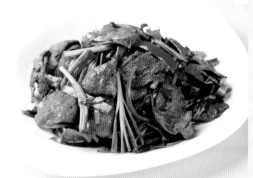

烹饪时间
Times
2分钟

清炖羊肉汤

◎口味：鲜　◎烹饪方法：炖

烹饪时间
Times
82分钟

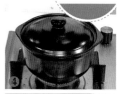
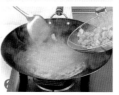
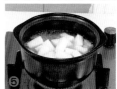
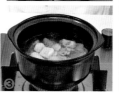
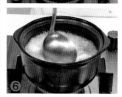

原料

羊肉块350克，甘蔗段120克，白萝卜150克，姜片20克

调料

料酒20毫升，盐3克，鸡粉、胡椒粉各2克

做法

1. 洗净去皮的白萝卜切段。
2. 开水锅中倒入洗净的羊肉块，煮1分钟，淋料酒，汆去血水，捞出。
3. 开水锅中倒入羊肉块、甘蔗段、姜片，淋料酒。
4. 烧开后用小火炖1小时，至食材熟软。
5. 倒入白萝卜，小火续煮20分钟至软烂。
6. 加盐、鸡粉、胡椒粉调味，中火续煮至食材入味，盛出即可。

◎ **制作指导**：羊肉入冷水锅中焯烫，可以焯掉更多的血沫。用砂锅炖羊肉，这样能够保证羊肉的原汁原味，味道更香醇。

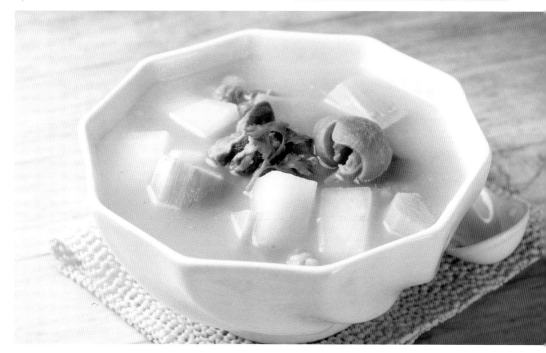

山药芝麻糊

◎口味: 清淡　◎烹饪方法: 煮

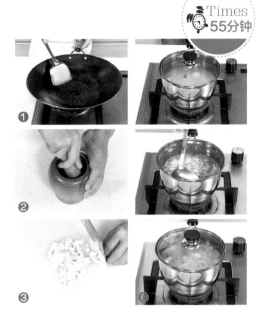

烹饪时间
Times
55分钟

🍎 原料

水发大米120克，山药75克，水发糯米90克，黑芝麻30克，牛奶85毫升

✍ 做法

1. 热锅中倒入黑芝麻，快速炒香，盛出装碗，待用。
2. 取杵臼，倒入炒好的黑芝麻，碾成细末，待用。
3. 洗净去皮的山药切粒，待用。
4. 汤锅中注水烧开，倒入大米、糯米，盖上盖，烧开后小火煮30分钟。
5. 揭盖，倒入洗净的山药、黑芝麻，小火煮15分钟至熟透。
6. 倒入牛奶，搅拌匀，盖上盖，用中火煮沸。揭盖，盛入碗中即可。

◎ 制作指导: 山药切好后需立即浸泡在淡盐水中，以防氧化发黑。用过滤豆渣的网来洗芝麻，洗得更干净又不会粘在手上。

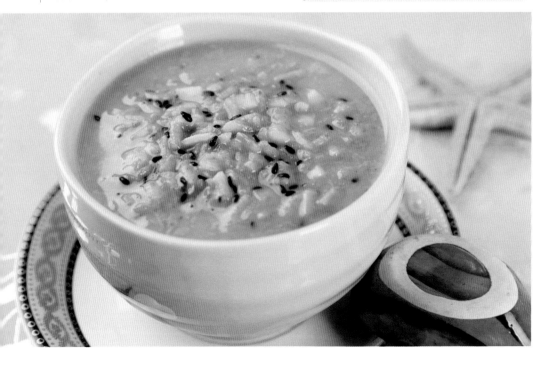

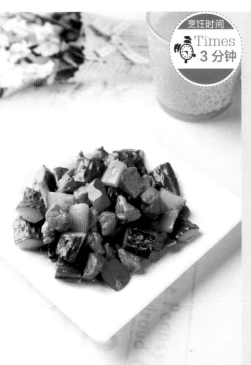

烹饪时间
Times
3 分钟

蒜薹炒鸭片

◎口味: 鲜　◎烹饪方法: 炒

原 料

蒜薹120克，彩椒30克，鸭肉150克，姜片、葱段各少许

调 料

盐、鸡粉、白糖各2克，生抽6毫升，料酒8毫升，水淀粉9毫升，食用油适量

做 法

1.洗净的蒜薹切长段，彩椒切成细条形。2.处理干净的鸭肉去皮，切小块，加调料腌渍至入味。3.锅中注水烧开，加油、盐，倒入彩椒、蒜薹，煮至断生后捞出。4.用油起锅，放姜片、葱段、鸭肉，炒至变色。5.倒入焯煮好的食材，加入盐、白糖、鸡粉、生抽、水淀粉，快速翻炒至入味，关火后将炒好的菜肴装入盘中即可。

桂圆炒海参

◎口味: 鲜　◎烹饪方法: 炒

原 料

莴笋、水发海参各200克，桂圆肉50克，枸杞子、姜片、葱段各少许

调 料

盐、鸡粉各4克，料酒10毫升，生抽5毫升，水淀粉5毫升，食用油适量

做 法

1.洗净去皮的莴笋切薄片。2.锅中注水烧开，加盐、鸡粉，放入洗好的海参、莴笋，淋料酒、食用油，拌匀，煮约1分钟，捞出。3.用油起锅，放入姜片、葱段，倒入余过水的食材，加盐、鸡粉、生抽炒匀调味。4.倒入水淀粉勾芡，放入桂圆肉，拌炒匀，关火后盛出炒好的菜肴，装入盘中即可。

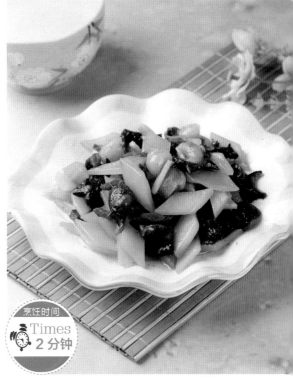

烹饪时间
Times
2 分钟

糯米藕圆子

◎口味: 清淡　◎烹饪方法: 蒸

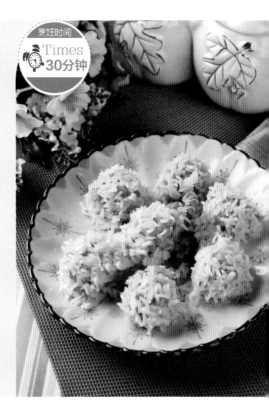

Times
烹饪时间
30分钟

原料

水发糯米220克,肉末55克,莲藕45克,蒜末、姜末各少许

调料

盐2克,白胡椒粉少许,生抽4毫升,料酒6毫升,生粉、芝麻油、食用油各适量

做法

1.将去皮洗净的莲藕剁成末。2.取一碗,倒入备好的肉末,放入莲藕末,再撒蒜末、姜末,搅拌匀。3.加盐、白胡椒粉、料酒、生抽、食用油、芝麻油,倒入少许生粉,拌匀,至肉起劲。4.再做成数个丸子,滚上糯米,制成生坯,放入蒸盘中,用蒸锅蒸约25分钟至熟透即可。

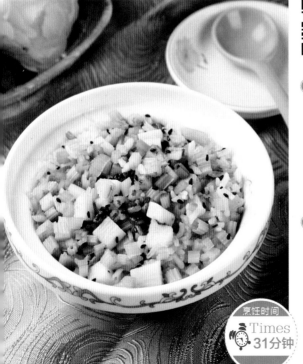

芝麻山药饭

◎口味: 清淡　◎烹饪方法: 蒸

原料

水发大米140克,熟黑芝麻30克,芹菜40克,山药120克

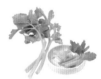

做法

1.洗净去皮的山药切成小丁块,洗好的芹菜切碎。2.取一个蒸碗,倒入洗好的大米,铺平,放入洗好的山药、芹菜,搅拌均匀。3.撒上黑芝麻,注入适量清水,待用。4.蒸锅上火烧开,放入蒸碗,中火蒸约30分钟至食材熟透,取出即可。

Times
烹饪时间
31分钟

莲子炖猪肚

◎口味: 鲜　◎烹饪方法: 煮

烹饪时间
Times
122分钟

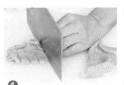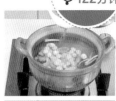
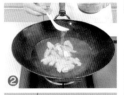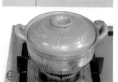
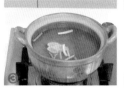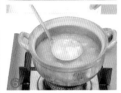

🔘 原 料

猪肚220克，水发莲子80克，姜片、
葱段、枸杞子各少许

🔘 调 料

盐2克，鸡粉、胡椒粉各少许，料酒
7毫升

🔘 做 法

1.洗净的猪肚切条形，备用。

2.锅中注水烧开，放入猪肚条，淋料酒，
煮约1分钟，捞出。

3.砂锅中注水烧热，倒入姜片、葱段，

4.放入洗净的猪肚、莲子，淋少许料酒。

5.烧开后用小火煮约2小时，至食材完全
熟透。

6.加入盐、鸡粉、胡椒粉、枸杞子，拌
匀，用中火煮至入味，盛出煮好的猪肚
汤，装入碗中即可。

🔘 **制作指导**: 猪肚一定要彻底洗干
净，用刀将猪肚内壁的白膜去掉后再
煮，这样猪肚会更嫩滑爽口。

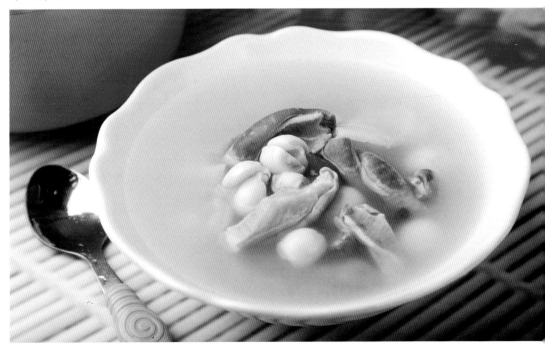

急性肾炎

小儿急性肾炎又称小儿急性肾小球肾炎，是由感染后免疫反应引起的弥漫性肾小球病变，多发于3~8岁的儿童。发病前1~4周，小儿常患有急性扁桃体炎、皮肤脓疱病等先驱感染疾病，其症状一般与发热无明显区别，因而常被忽视。

饮食调养

1.低蛋白质饮食。低蛋白质饮食时间不宜过长，以免发生贫血。可适当选用鸡蛋、牛奶、瘦肉、鱼等含优质蛋白的食物。

2.限制食盐摄入量。患儿如进食过量食盐，而排尿功能又受损，会加重水肿症状。每日食盐摄入量应控制在4克以下。

预防护理

1.患病期间，家长应该尽量避免带患儿外出，如果必须外出应该戴口罩，以避免细菌侵入患儿体内引发感染，使病情加重。

2.要保持小儿病房或卧室的卫生，经常开窗通风透气。

3.小儿患有扁桃体炎、中耳炎、鼻窦炎、龋齿时应及时诊治。

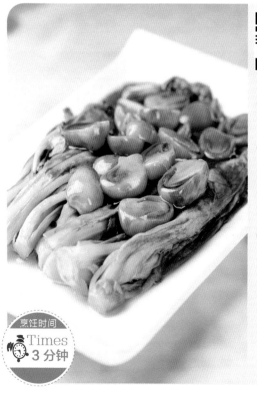

草菇扒茼蒿

◎口味：清淡　◎烹饪方法：炒

🥬 原料

草菇80克，茼蒿200克

🧂 调料

盐、鸡粉各3克，料酒8毫升，蚝油6克，老抽2毫升，水淀粉3毫升，食用油适量

🍴 做法

1.洗净的草菇对半切开。2.锅中注水烧开，加盐、鸡粉、食用油，分别放入洗净的茼蒿、草菇，焯熟后捞出。3.锅中油烧热，倒入草菇，加入料酒、清水，加蚝油、老抽、盐、鸡粉，炒匀。4.倒入适量水淀粉，快速翻炒匀，盛出即可。

烹饪时间
Times
3分钟

山药葡萄干粥

◎口味: 清淡　◎烹饪方法: 煮

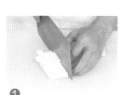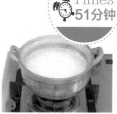

烹饪时间
Times
51分钟

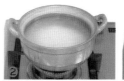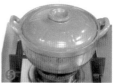

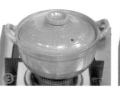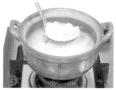

◎ 原 料

山药150克，水发大米200克，莲子8克，葡萄干10克

◎ 调 料

白糖少许

◎ 做 法

1. 洗净去皮的山药切丁，备用。
2. 砂锅中注水烧开，倒入洗净的大米。
3. 盖上盖，大火煮开后转小火煮20分钟。
4. 揭盖，放入备好的山药、莲子、葡萄干，拌匀。
5. 盖上盖，续煮30分钟至食材熟透。
6. 揭盖，加入白糖，拌匀，关火后盛出煮好的粥即可。

◎ **制作指导:** 大米可提前浸泡一段时间，这样可以缩短熬粥的时间，还会使得熬好的米更加饱满。还可以根据个人喜好，适当增减白糖的用量。

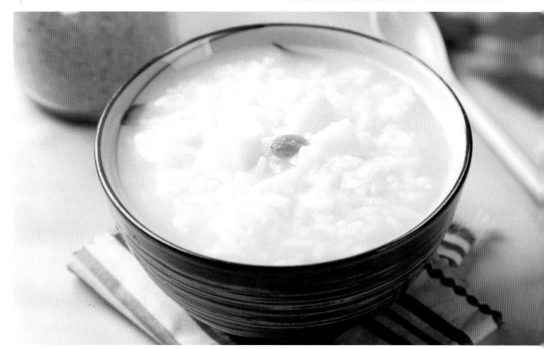

竹笋炒鳝段

◎口味：鲜　◎烹饪方法：炒

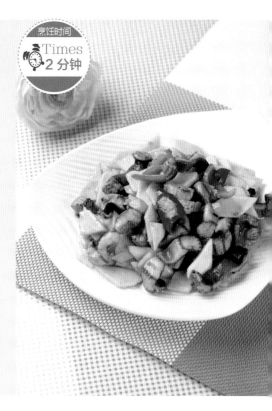

烹饪时间
Times
2分钟

原料

鳝鱼肉130克，竹笋150克，青椒、红椒各30克，姜片、蒜末、葱段各少许

调料

盐3克，鸡粉2克，料酒5毫升，水淀粉、食用油各适量

做法

1.洗净的鳝鱼肉、竹笋切片，洗净的青椒、红椒切小块。2.鳝鱼片装入碗中，加盐、鸡粉，腌至入味。3.锅中水烧开，加盐，依次倒入竹笋片、鳝鱼片，焯熟后捞出。4.用油起锅，放入姜片、蒜末、葱段，倒入全部食材，加料酒、鸡粉、盐、水淀粉，炒至食材熟透、入味，盛出即可。

莲子马蹄糖水

◎口味：甜　◎烹饪方法：煮

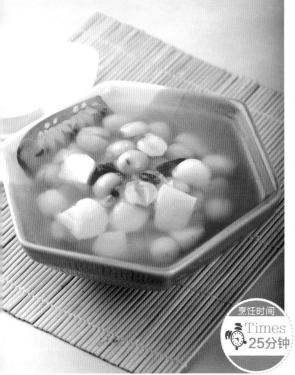

烹饪时间
Times
25分钟

原料

水发莲子150克，马蹄120克，枸杞子少许

调料

冰糖30克

做法

1.洗净去皮的马蹄切成小块。2.砂锅中注入适量清水，大火烧开，倒入切好的马蹄，再加入洗净的莲子、枸杞子。3.烧开后用小火煮约20分钟，至食材完全熟透。4.放入适量的冰糖，搅拌均匀，略煮至冰糖完全溶化，盛出煮好的莲子马蹄糖水，即可食用。

红腰豆鲫鱼汤

◎口味：鲜　◎烹饪方法：煮

烹饪时间
Times
19分钟

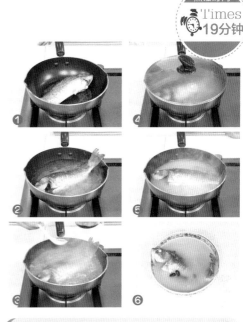

⊙ 原 料

鲫鱼300克，熟红腰豆150克，姜片
少许

⊙ 调 料

盐2克，料酒适量

⊙ 做 法

1.用油起锅，放入处理好的鲫鱼。
2.往锅中注入适量清水。
3.倒入姜片、红腰豆，淋入料酒。
4.加盖，大火煮17分钟至食材熟透。
5.揭盖，加入盐，稍煮片刻至入味。
6.关火，将煮好的鲫鱼汤盛入碗中即可。

⊙ 制作指导：鲫鱼要处理干净，把鱼
身上的水擦干，这样煮制时不容易掉
皮。炖鱼时，最好把水一次加足，若需
再加水，应加热水。

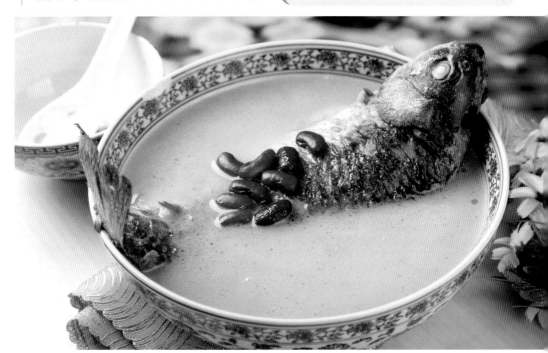

虾皮炒冬瓜

◎口味：鲜　◎烹饪方法：炒

原料

冬瓜170克，虾皮60克，葱花少许

调料

料酒、水淀粉各少许，食用油适量

做法

1. 将洗净去皮的冬瓜切成小丁块，备用。
2. 锅内倒入适量食用油，放入备好的虾皮，拌匀。
3. 淋入少许料酒，炒匀提味。
4. 放入洗净的冬瓜，炒匀。注入少许清水，翻炒匀。
5. 盖上盖，用中火煮3分钟至熟透。
6. 倒入水淀粉，翻炒匀；关火后盛出炒好的食材，装入备好的盘中，撒上葱花，即可食用。

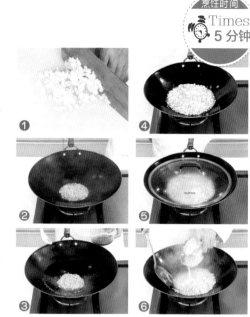

◎制作指导：冬瓜块不宜切得太大，否则不易熟透。虾皮本身有盐，所以不用放太多的盐，以免对急性肾炎的治疗不利。

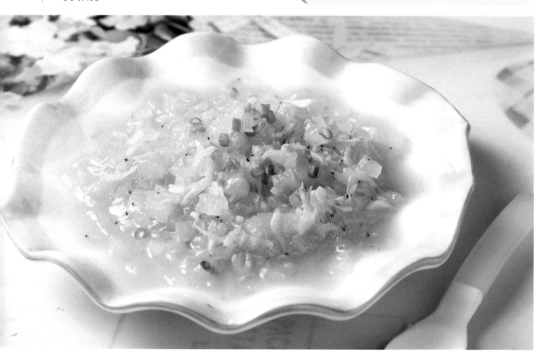

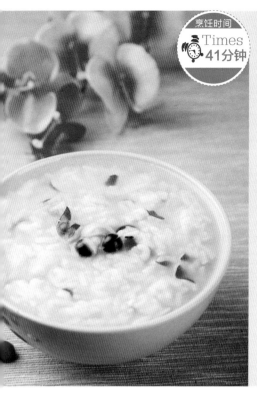

芡实莲子粥

◎口味: 清淡　◎烹饪方法: 煮

烹饪时间 Times 41分钟

原料

水发大米120克，水发莲子75克，水发芡实90克

做法

1.砂锅中注入适量清水烧开，倒入备好的芡实、莲子，搅拌一会儿。2.盖上锅盖，烧开后用中火煮约10分钟至其熟软。3.揭开锅盖，倒入洗净的大米，搅拌片刻。再盖上锅盖，用中火煮约30分钟至食材完全熟软。4.揭开锅盖，持续搅拌片刻，将煮好的芡实莲子粥盛出，装入备好的碗中，即可食用。

桑葚薏米炖乳鸽

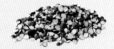

◎口味: 鲜　◎烹饪方法: 炖

原料

乳鸽400克，水发薏米70克，桑葚干20克，姜片、葱段各少许

调料

料酒20毫升，盐、鸡粉各2克

做法

1.锅中注水烧开，放入洗净的乳鸽，淋料酒，煮至沸，氽去血水后捞出。2.砂锅中注水烧开，倒入氽过水的乳鸽，放入洗净的薏米、桑葚干、姜片，淋入少许料酒，烧开后用小火炖40分钟，至食材软烂。3.撇去汤中浮沫，加盐、鸡粉，搅拌至食材入味，关火后盛出即可。

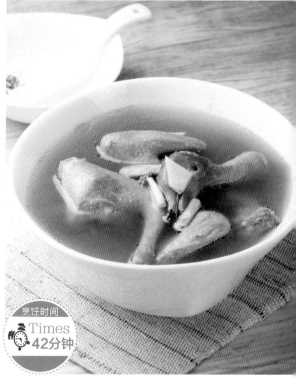

烹饪时间 Times 42分钟

泌尿系统感染

泌尿系感染是指病原体直接侵入尿路，在尿液中生长繁殖，并侵犯尿路黏膜或组织而引起损伤。按病原体侵袭的部位不同，分为肾盂肾炎、尿道炎。由于儿童时期感染局限在尿路某一部位者较少，故常不加区别统称为泌尿道感染。

饮食调养

1.宜吃清热利湿、抗菌消炎的食物，如冬瓜、薏米、茯苓、马齿苋、柠檬等。
2.宜吃容易消化吸收、营养丰富的食物，如稀饭、鸽肉汤等，营养吸收率高，利于患儿身体的恢复。
3.忌食刺激性、热性食物，如蛋、奶类食物及调味品如生葱、干姜、胡椒等。

预防护理

1.注意个人卫生，不穿紧身内裤，勤洗外阴以防止细菌入侵。
2.养成多饮水、不憋尿的好习惯。
3.平时加强体育锻炼，防止感冒，才能减少感染的机会。
4.及时矫治尿路畸形，防止尿路梗阻和肾瘢痕形成。

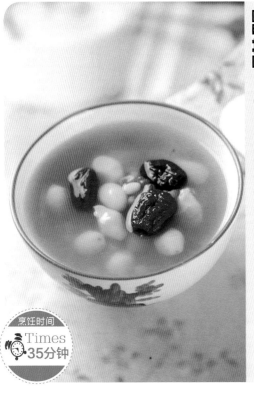

红枣白果绿豆汤

◎口味: 甜 ◎烹饪方法: 煮

🌶 原料
水发绿豆150克，白果80克，红枣15克

🥣 调料
冰糖10克

🔪 做法
1.砂锅中注入适量清水烧开，倒入备好的白果、红枣、绿豆。2.盖上锅盖，用大火煮开后转小火煮30分钟至食材完全熟软。3.揭开锅盖，加入适量冰糖，搅拌匀，略煮至冰糖完全溶化。4.关火后将煮好的甜汤盛出，装入备好的碗中，即可食用。

烹饪时间
Times
35分钟

黑豆百合豆浆

◎口味：清淡　◎烹饪方法：煮

原料

鲜百合8克，水发黑豆50克

调料

冰糖适量

做法

1. 将已浸泡8小时的黑豆倒入碗中，注入适量清水洗干净。
2. 把洗好的黑豆倒入滤网，沥干水分。
3. 将百合、黑豆倒入豆浆机中，加入冰糖，注入适量清水，至水位线即可。
4. 盖上豆浆机机头，选择"五谷"程序，开始打浆。
5. 待豆浆机运转约15分钟，即成豆浆。将豆浆机断电，取下机头。
6. 把煮好的豆浆倒入滤网中，滤取豆浆，将滤好的豆浆倒入杯中即可。

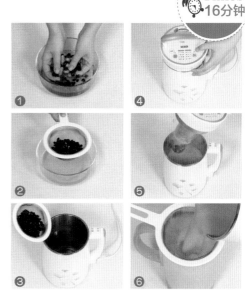

① ② ③ ④ ⑤ ⑥

制作指导：黑豆可用温水泡发，这样能缩短泡发的时间，且泡发后的黑豆需要再用力搓洗几次。煮豆浆时，可以用泡发黑豆的水一同煮。

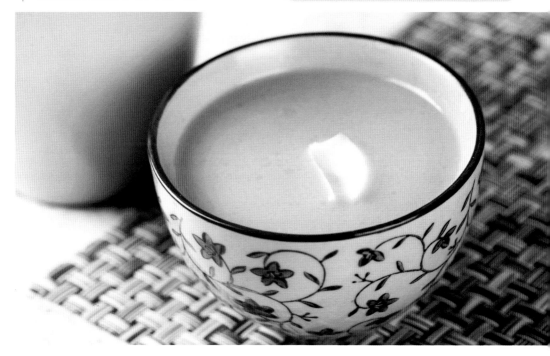

马齿苋薏米绿豆汤

◎口味: 甜　◎烹饪方法: 煮

烹饪时间
Times
36分钟

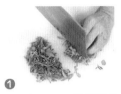
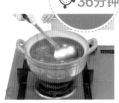

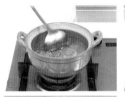
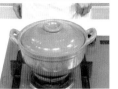

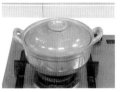
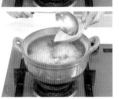

原料

马齿苋40克，水发绿豆75克，水发薏米50克

调料

冰糖35克

做法

1. 将洗净的马齿苋切段，备用。
2. 砂锅中注入适量清水烧热，倒入备好的薏米、绿豆，拌匀。
3. 盖上盖，烧开后用小火煮约30分钟。
4. 揭盖，倒入马齿苋，拌匀。
5. 盖上盖，用中火煮约5分钟。
6. 揭盖，倒入冰糖，拌匀，煮至溶化。关火后盛出煮好的汤料即成。

◎ **制作指导**: 薏米要先浸泡才会更香糯，可用温水泡发，这样能节省浸泡的时间。煮的时候要多放些水，因为水会越烧越少。

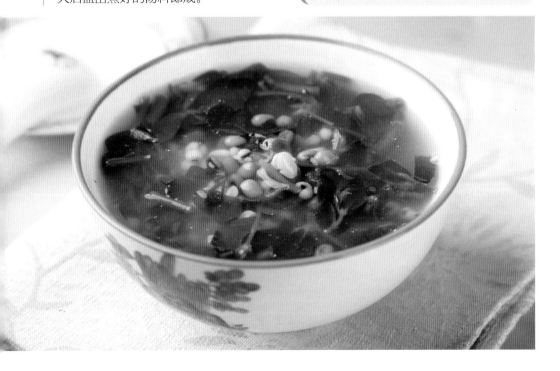

马蹄甘蔗汁

◎口味：甜　◎烹饪方法：榨汁

原料

马蹄肉120克，甘蔗段85克

做法

1.清洗干净的马蹄肉切成小块，洗好的甘蔗切成小块，备用。2.取榨汁机，选择搅拌刀座组合，往榨汁机中倒入切好的马蹄肉、甘蔗。3.注入适量纯净水，选择"榨汁"功能，榨取汁水。4.断电后倒出榨好的马蹄甘蔗汁，装入备好的杯中，即可食用。

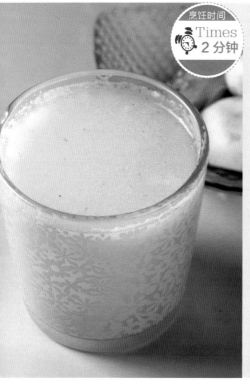

甘草藕饮汁

◎口味：清淡　◎烹饪方法：煮

原料

莲藕250克，甘草少许

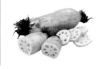

做法

1.洗净去皮的莲藕切片，再切成粗丝，备用。2.砂锅中注入适量清水烧热，放入备好的莲藕、甘草。3.盖上盖，烧开后用小火煮约30分钟至食材熟透。4.揭开盖，搅拌均匀。关火后盛出煮好的甘草藕饮汁，滤入备好的杯中，即可食用。

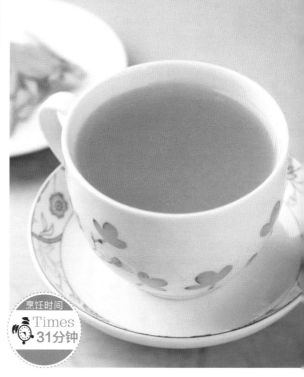

淡竹叶茅根茶

◎口味：清淡　◎烹饪方法：煮

Times
12分钟

原料

淡竹叶15克，白茅根10克

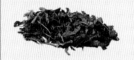

做法

1.砂锅中注入适量清水，大火烧开。2.放入备好的淡竹叶、白茅根，用勺搅拌均匀。3.盖上盖，烧开后用小火煮约10分钟至其析出有效成分。4.揭盖，捞出药材。关火后盛出煮好的淡竹叶茅根茶，装入备好的杯中，即可食用。

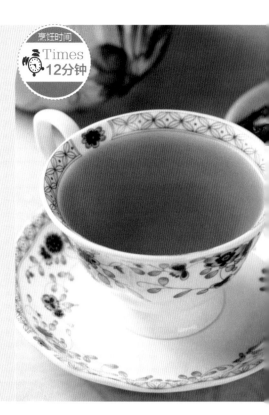

黄花菜猪肚汤

◎口味：鲜　◎烹饪方法：煮

原料

熟猪肚140克，水发黄花菜200克，姜片、葱花各少许

调料

盐、鸡粉各3克，料酒8毫升

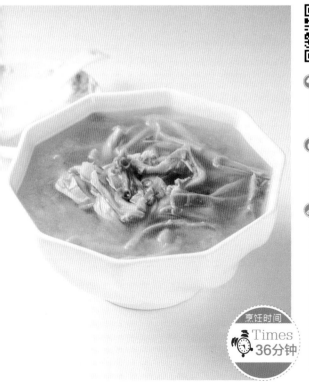

做法

1.洗净的熟猪肚切成条，泡发好的黄花菜去蒂，备用。2.砂锅中注入适量清水，放入猪肚、姜片，淋适量料酒，小火煮20分钟。3.倒入处理好的黄花菜，搅匀，续煮15分钟至全部食材熟透。4.加入盐、鸡粉，搅匀调味。盛出煮好的汤料，装入备好的碗中，撒上葱花即可。

烹饪时间
Times
36分钟

西红柿豆芽汤

◎口味：清淡 ◎烹饪方法：煮

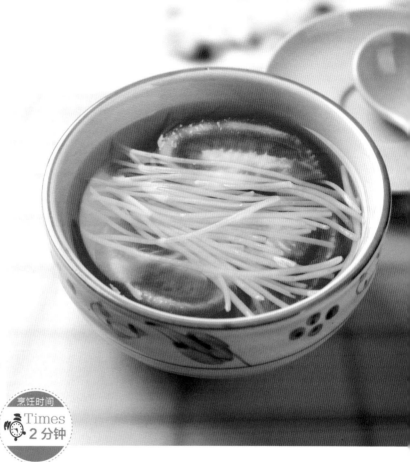

🌱 原 料

西红柿50克，绿豆芽15克

🥄 调 料

盐2克

烹饪时间
Times
2分钟

🥢 做 法

1.洗净的西红柿切成瓣，待用。

2.砂锅中注入适量清水，用大火烧热。

3.倒入西红柿、绿豆芽，加入少许盐。

4.搅拌匀，略煮一会儿至食材完全入味。关火后将煮好的西红柿豆芽汤盛入备好的碗中，即可食用。

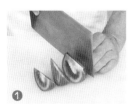
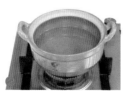
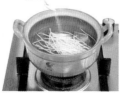
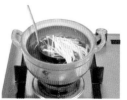

💿 制作指导：绿豆芽不宜煮太久，以免失去其爽脆的口感。西红柿的外皮会影响口感，可在表面用刀划几下，用开水烫煮后再撕去外皮。

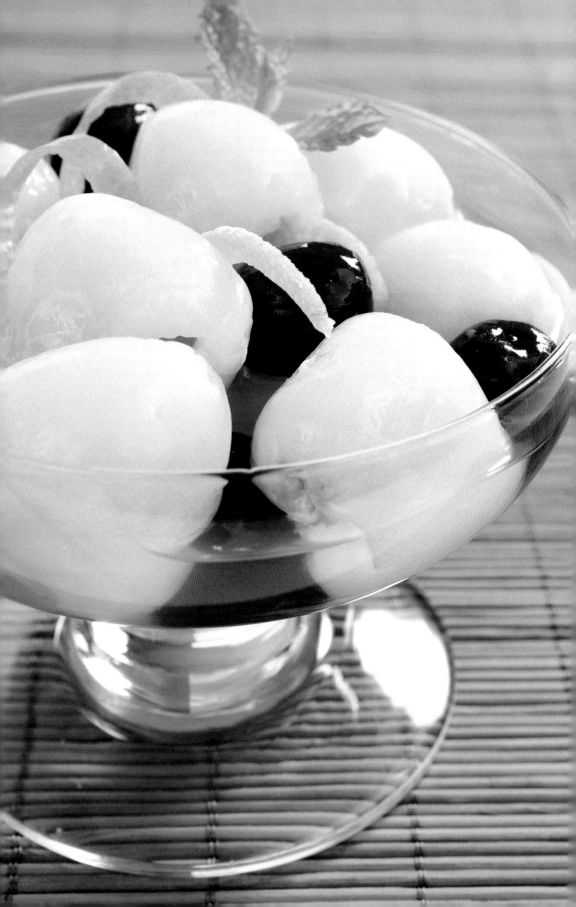

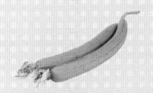

妈妈巧用心，
其他小儿常见病不发愁

Part 7

父母对孩子的爱并不是三言两语能说清的，即便是孩子每一个呼吸的频率、每一个动作，父母都会细心体会。没什么比孩子生病更让父母着急的事了，即使他们也深知生病是孩子成长过程中的"必修课"。小儿疾病种类多，除了常见的呼吸系统、消化系统疾病外，还有很多其他疾病。它们发病的原因各异，日常调养防护自然也不尽相同。本章为您介绍多种疾病的不同饮食调理方法，让您在孩子生病时不再手足无措。

湿疹

小儿湿疹俗称奶癣，是一种常见的新生儿过敏性皮肤病，多发生于刚出生到2岁的宝宝。临床以皮肤红斑、粟粒状丘疹、丘疱疹或水泡、疱破后出现点状糜烂、渗液、结痂并伴剧烈瘙痒为特征。其发病以敏感体质为多，无明显季节性。

饮食调养

1.提倡母乳喂养，母乳喂养可预防牛奶喂养引起的异体蛋白质过敏所致的湿疹。
2.辅食添加要循序渐进。添加辅食时，应由少到多一种一种地加，使孩子慢慢适应，也便于家长观察是何种食物引起的过敏。
3.饮食宜清淡。多给患儿吃清淡、易消化、含丰富维生素和矿物质的食物。

预防护理

1.选用棉质衣物、被褥。小儿的内衣和被褥应选择细软的棉质布料，不要让宝宝穿化纤织物；外衣忌用羊毛织物，最好穿棉料的夹袄、布衫等。衣物要适当宽大些，减少衣物与宝宝皮肤的摩擦。
2.避免皮肤刺激。患儿的洗浴用品应温和不刺激，避免使用碱性肥皂、乳液等。

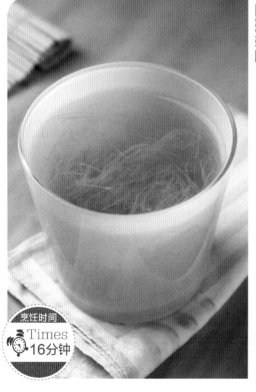

烹饪时间
Times
16分钟

玉米须茶

◎口味：清淡　◎烹饪方法：煮

原料

玉米须30克

做法

1.砂锅置于旺火上，注入适量清水，用大火烧开，放入洗好的玉米须。
2.盖上锅盖，改用小火煮约15分钟，至茶水呈微黄色。
3.揭开锅盖，把煮好的玉米须茶盛出，装入干净的玻璃杯中即可。

海带豆浆

◎口味：清淡　◎烹饪方法：煮

烹饪时间 Times 21分钟

◉ 原 料

海带50克，水发黄豆55克

◉ 做 法

1.洗好的海带切条，再切成碎片。

2.将已泡好的黄豆倒入碗中，加入清水，搓洗干净，倒入滤网，沥干水分。

3.把海带、黄豆倒入豆浆机中。

4.注入适量清水，至水位线即可。

5.盖上豆浆机机头，选择"五谷"程序，开始打浆，待豆浆机运转约20分钟，即成豆浆。

6.豆浆机断电后取下机头，将豆浆倒滤入碗中，用汤匙撇去浮沫即可。

◉ 制作指导：海带可以切得碎一些，能节省打浆的时间。黄豆一定要煮熟后食用，以免引起消化道中毒反应。

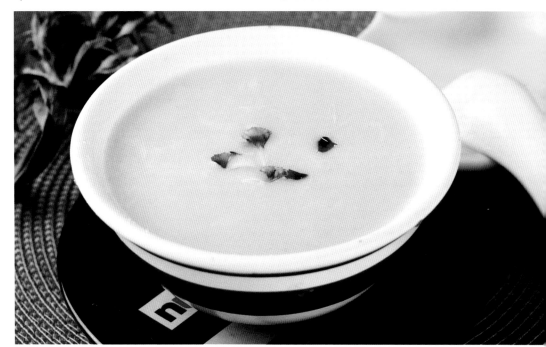

莲藕小丸子

◎口味：清淡　◎烹饪方法：蒸

◎ 原 料

莲藕90克

◎ 调 料

盐少许，鸡粉2克，生粉、白醋各适量

◎ 做 法

1. 将莲藕切成丁，注入少许清水，淋入适量白醋，搅拌匀，静置10分钟。
2. 取榨汁机，倒入藕丁，选择"搅拌"功能，至其成细粉，倒出，待用。
3. 加入适量盐、鸡粉，再撒上生粉，搅拌至藕粉起浆。
4. 将拌好的藕粉揉搓成数个大小一致的丸子，装入蒸盘。
5. 蒸盘放入烧热的蒸锅中。
6. 盖上锅盖，用中火蒸约8分钟至丸子熟透熟。揭开锅盖，取出蒸盘，待稍微放凉后即可食用。

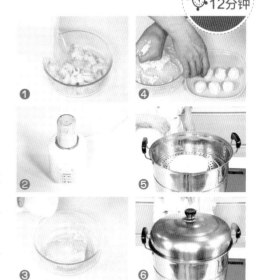

◎ 制作指导：莲藕丁宜切得小一点，更有利于榨汁机磨碎。捏丸子的时候可沾少许水，使丸子更容易成型。

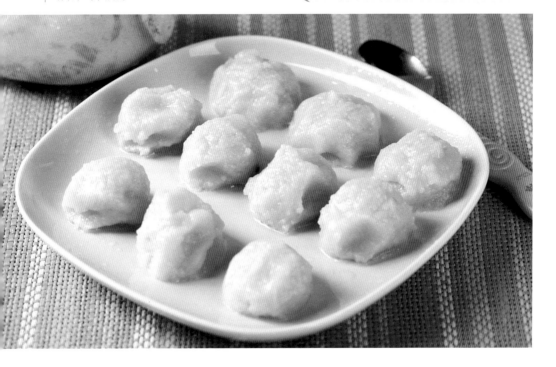

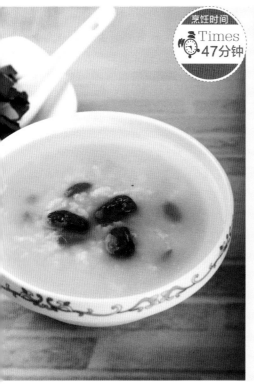

薏米红枣荷叶粥

◎口味: 甜　◎烹饪方法: 煮

烹饪时间 Times 47分钟

原料

水发大米130克，水发薏米80克，红枣20克，枸杞子10克，干荷叶8克

调料

冰糖20克

做法

1.砂锅中注入适量清水烧开，放入洗净的干荷叶，搅匀。2.煮沸后用小火煮约15分钟，捞出荷叶，去除杂质，倒入洗净的大米、薏米、红枣、枸杞子，搅拌匀。3.盖上盖，用大火煮沸后转小火续煮约30分钟，至食材熟透。4.取下盖，放入适量冰糖，快速搅拌匀，转中火续煮至糖分完全溶化。5.关火后盛出煮好的荷叶粥，装入碗中即成。

胡萝卜豆腐泥

◎口味: 鲜　◎烹饪方法: 煮

原料

胡萝卜85克，鸡蛋1个，豆腐90克

调料

盐少许，水淀粉3毫升

做法

1.将鸡蛋打散调匀，胡萝卜切成丁；豆腐切成小块。2.把胡萝卜放入蒸锅中，蒸至其七成熟；豆腐放入蒸锅中，继续蒸至胡萝卜和豆腐完全熟透，取出。3.把胡萝卜、豆腐倒在砧板上，用刀压烂。4.汤锅中注入适量清水，放入盐、胡萝卜泥、豆腐泥、蛋液，加入水淀粉，快速搅匀，关火后盛出即可。

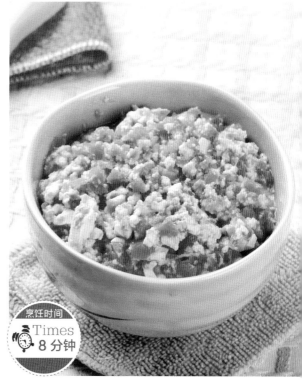

烹饪时间 Times 8分钟

马齿苋炒黄豆芽

◎口味: 清淡　◎烹饪方法: 炒

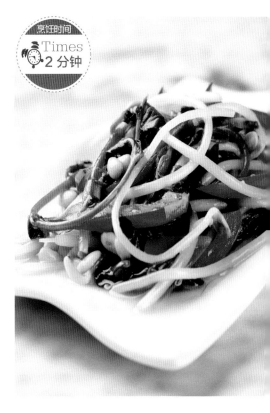

烹饪时间 Times 2分钟

原料

马齿苋100克，黄豆芽100克，彩椒50克

调料

盐、鸡粉各2克，水淀粉4毫升，食用油适量

做法

1. 分别将食材洗净，彩椒切成条，备用。
2. 锅中注入适量清水烧开，倒入适量食用油，下入洗净的黄豆芽、彩椒，煮至食材断生，捞出，沥干水分，备用。3. 用油起锅，倒入马齿苋和焯过水的黄豆芽、彩椒，翻炒片刻。4. 加入少许盐、鸡粉、水淀粉，炒匀调味。5. 关火，盛出炒好的食材即可。

丝瓜绿豆粥

◎口味: 清淡　◎烹饪方法: 煮

原料

丝瓜、水发大米各150克，水发绿豆90克

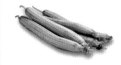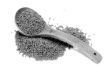

做法

1. 去皮洗净的丝瓜切段，再改切成丁，备用。2. 锅中注入适量清水烧开，倒入绿豆、大米，拌匀。3. 盖上盖，用小火煮约30分钟至食材熟透。4. 倒入丝瓜丁，用小火续煮约10分钟至丝瓜熟软。5. 关火后揭盖，盛出煮好的粥，装入碗中即可。

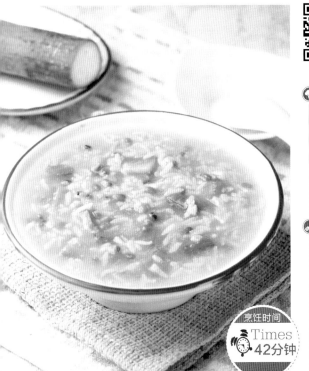

烹饪时间 Times 42分钟

菊花水果茶

◎口味: 甜　◎烹饪方法: 煮

🐮 原 料

苹果100克，红枣20克，菊花少许

调 料

冰糖适量

🔪 做 法

1. 取一碗清水，放入菊花，清洗干净，捞出，沥干水分，待用。
2. 洗净的红枣取果肉切小块。
3. 洗净的苹果取果肉，切小块。
4. 汤锅置火上，倒入红枣和菊花，注入适量清水，烧开后煮至材料析出营养成分。
5. 倒入切好的苹果，搅拌匀，用小火续煮约10分钟，至苹果熟软。
6. 撒上适量的冰糖，拌匀，转中火煮至溶化。关火后盛入杯中即成。

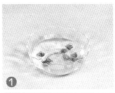
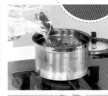
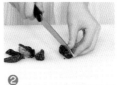
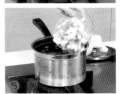
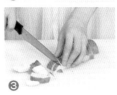
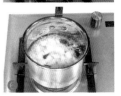

◎ **制作指导**: 煮红枣和菊花的时间可以稍微长一些，这样茶水的气味会更香浓。菊花清洗后最好能在清水中再泡一会儿，能更好地清除杂质。

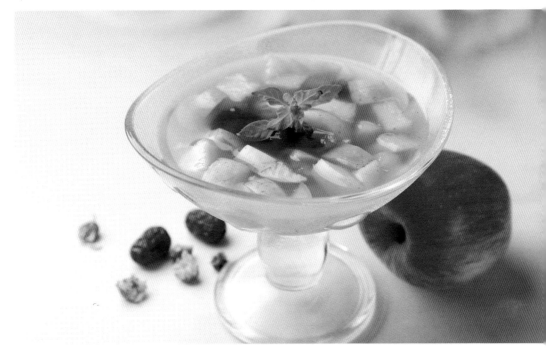

荨麻疹

荨麻疹又叫"风疹块"，是一种常见的小儿过敏性皮肤病。荨麻疹分为急性和慢性两种。急性荨麻疹为暂时性过敏反应，经过治疗大多可在数日内痊愈；而慢性荨麻疹则会持续反复发作数月甚至数年。小儿荨麻疹多是过敏反应所致。

饮食调养

1.食物以清淡、易消化的流食或半流食为主。
2.多喝水或热汤，这样不但有利于将身体内的毒素排出、退热，还可以促进血液循环，使皮疹容易发透。
3.尽量避免食用易引起过敏的食物，如鸡蛋、奶制品、菠萝、蘑菇、西红柿等。

预防护理

1.远离变应原。孩子出现荨麻疹后，家长要注意观察引起小儿荨麻疹的变应原，避免再次接触可疑变应原，停服、停用引起过敏的药品和食物。
2.涂抹止痒药水。若孩子痒得厉害可以外涂炉甘石洗剂等止痒药水，以减缓瘙痒症状。
3.保持皮肤清洁、干燥，预防继发感染。

苦瓜甘蔗枇杷汤

◎口味：鲜　◎烹饪方法：煮

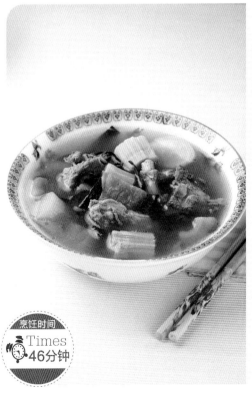

烹饪时间
Times
46分钟

原料

鸡骨350克，苦瓜200克，甘蔗100克，枇杷叶5克，姜片20克

调料

料酒20毫升，盐3克，鸡粉3克

做法

1.洗净的苦瓜切开，去籽，切成丁。
2.开水锅中，倒入鸡骨，淋入料酒，煮至沸，余去血水，捞出，沥干水分，备用。3.开水锅中，倒入甘蔗、枇杷叶、鸡骨，淋入料酒，煮至食材熟透，倒入苦瓜丁，续煮至苦瓜熟透。4.放入盐、鸡粉，略煮至食材入味，关火，盛入碗中即可。

菊花鱼片

◎口味: 鲜　◎烹饪方法: 煮

🐷 原 料

草鱼肉500克，莴笋200克，高汤200
毫升，姜片、葱段、菊花各少许

🥄 调 料

盐4克，鸡粉3克，水淀粉4毫升，食
用油适量

⏱ 做 法

1.洗净去皮的莴笋切成段，再切成薄片。

2.处理干净的草鱼肉切成双飞鱼片。

3.取一个碗，倒入鱼片，加入盐、水淀
粉，拌匀，腌渍片刻。

4.热锅中注油，倒入姜片、葱段，翻炒爆
香，再倒入清水、高汤，大火煮开。

5.倒入莴笋片，搅匀煮至断生，加入少许
的盐、鸡粉，倒入鱼片、菊花。

6.搅拌片刻，稍煮一会儿使鱼肉熟透。关
火，将煮好的鱼肉盛入碗中即可。

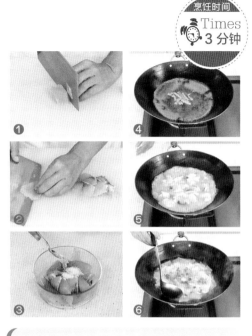

💬 制作指导: 倒入鱼片后搅动不要太
用力，以免将鱼肉搅碎。切好的莴笋若
不立刻加工，建议放入水中浸泡，以免
变色。

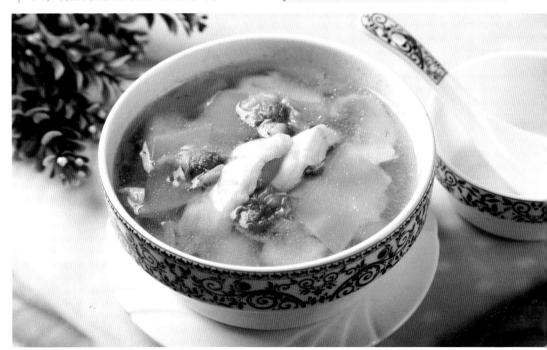

鸡汁拌土豆泥

○口味: 鲜　○烹饪方法: 拌

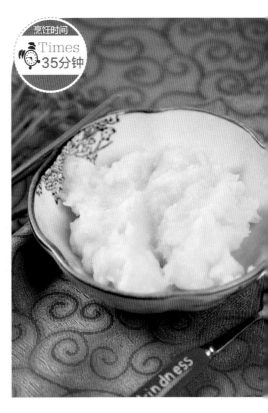

烹饪时间
Times
35分钟

○ 原料

土豆300克，鸡汁100毫升

○ 调料

盐2克

○ 做法

1.去皮洗净的土豆切成小块，放入大碗中。2.将碗放入烧开的蒸锅中，用中火蒸10分钟至土豆熟透。3.蒸熟的土豆剁成泥状，装入碗中。4.汤锅中注入适量清水烧开，倒入鸡汁。5.调成大火，放入盐，拌匀，煮沸，倒入土豆泥，煮至熟透。6.关火，盛出煮好的土豆泥，装入碗中即可。

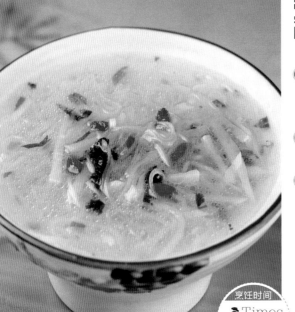

烹饪时间
Times
5分钟

白萝卜粉丝汤

○口味: 清淡　○烹饪方法: 煮

○ 原料

白萝卜400克，水发粉丝180克，香菜20克，枸杞子、葱花各少许

○ 调料

盐3克，鸡粉2克，食用油适量

○ 做法

1.将洗净的香菜及粉丝均切成段，去皮的白萝卜切成细丝。2.用油起锅，倒入白萝卜丝，翻炒至其变软，注入适量清水，撒上枸杞子，搅拌匀，加入少许盐、鸡粉调味，盖上盖，烧开后用中火续煮约3分钟，至食材七成熟。3.揭盖，放入粉丝，转大火煮至汤汁沸腾，再放入香菜、葱花，搅匀，续煮至其散出香味。4.关火后盛出即可。

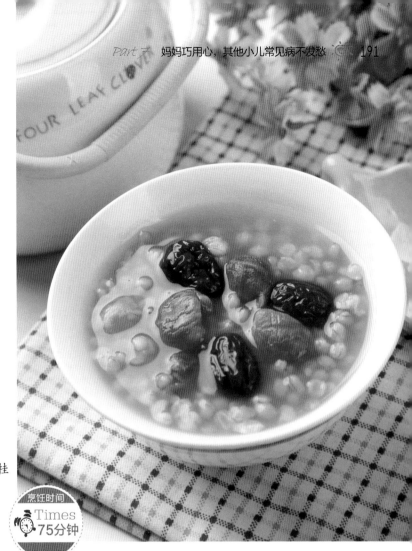

桂圆红枣小麦粥

◎口味：甜　◎烹饪方法：煮

原料

水发小麦100克，桂圆15克，红枣7枚

调料

冰糖20克

烹饪时间
Times
75分钟

做法

1. 锅中注入适量的清水大火烧开。
2. 将泡发好的小麦放入锅中，搅拌片刻，烧开后转小火熬煮40分钟至熟软。
3. 放入桂圆肉、红枣，搅拌片刻，盖上盖，续煮约半个小时。
4. 揭开盖子，加入少许冰糖，持续搅拌片刻，至冰糖溶化，使食材入味。关火，将煮好的粥盛出，装入碗中即可。

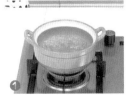
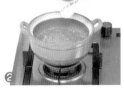
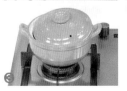
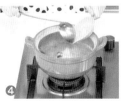

制作指导： 桂圆肉跟红枣本身就有一定的甜味，所以白糖不要加太多。红枣切开去核，口感更佳。

苹果柳橙稀粥

◎口味: 甜　◎烹饪方法: 煮

原料

水发米碎80克，苹果90克，橙汁100毫升

做法

1. 洗净去皮的苹果去核，改切成小块。
2. 取榨汁机，放入苹果块，打碎呈泥状，断电后取出，待用。3.砂锅中注入适量清水烧开，倒入米碎，煮约20分钟，再倒入橙汁，放入苹果泥。4.拌匀，用大火煮约2分钟，至其沸腾。关火后盛出煮好的稀粥，装入碗中即可。

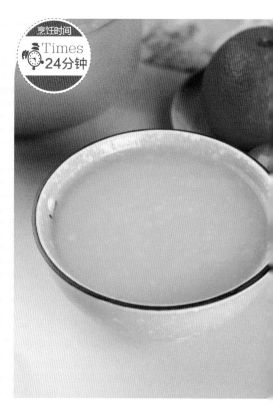

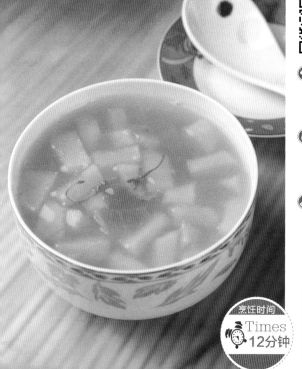

水果藕粉羹

◎口味: 甜　◎烹饪方法: 煮

原料

哈密瓜150克，苹果60克，葡萄干20克，糖桂花30克，藕粉45克

调料

白糖适量

做法

1. 藕粉倒入碗中，加入适量清水，拌匀；苹果、哈密瓜切成小块，备用。
2. 砂锅中注入清水烧热，倒入哈密瓜、苹果、葡萄干、糖桂花，搅拌均匀。
3. 烧开后用小火煮约10分钟，倒入藕粉、白糖，搅拌均匀，煮至白糖溶化。
4. 关火后盛出煮好的藕粉羹，装入碗中即可。

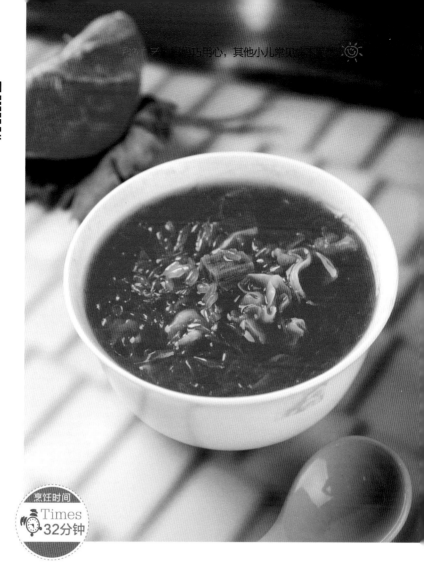

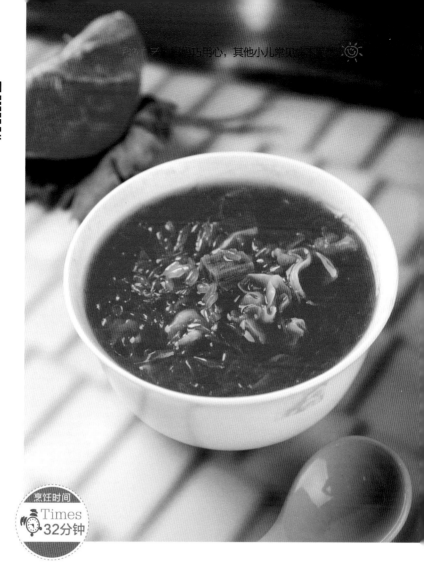

柚子香紫薯银耳羹

◎口味：甜　◎烹饪方法：煮

🍴 原料

紫薯块70克，葡萄柚80克，水发银耳10克，蜂蜜柚子茶100毫升

烹饪时间
⏱ Times
32分钟

🥄 做法

1. 砂锅中注水烧开，倒入紫薯块，加入葡萄柚、银耳。
2. 盖上盖，大火煮开后转小火煮约30分钟至食材熟透。
3. 揭盖，倒入蜂蜜柚子茶，拌匀。
4. 略煮片刻，至汤汁入味。关火后盛出煮好的甜汤，装入碗中即可。

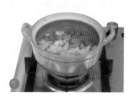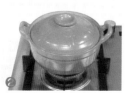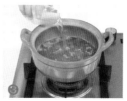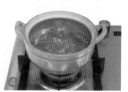

💠 **制作指导：**银耳泡发前宜用清水冲洗干净，然后用温水泡发，将泡的水和银耳一起放入锅中炖煮，能够减少营养流失。

流涎

小儿流涎是指口中唾液不自觉从口内流溢出的一种病症，俗称"流口水"。约在1岁时小儿流口水的现象会逐渐消失。母乳喂养时间过长，捏压孩子面颊部造成的腮腺机械性损伤及小儿患口腔溃疡、脾胃虚弱都会引起流涎不止。

饮食调养

1.脾胃积热型饮食：宜食清热养胃、泻火利脾的食物，如绿豆汤、丝瓜汤等。

2.脾胃虚寒型饮食：可以食用温中健脾及富含蛋白质、维生素的食物，如山药、红薯、香菇、虾、羊肉、刀豆、韭菜、花生、核桃等。

3.忌食含咖啡因的食物。如巧克力、软饮等，防止过多的口水分泌。

预防护理

1.保持清洁。宝宝口水流得较多时，要用柔软的手帕或餐巾纸一点点蘸去流出来的口水，让口周、颈部保持干燥，避免患上湿疹。

2.准备磨牙用品。宝宝在乳牙萌出期齿龈发痒、胀痛，口水增多，可给宝宝选择软硬适度的口咬胶或磨牙饼干，以减少萌芽时牙龈的不适，刺激乳牙尽快萌出，减少流涎。

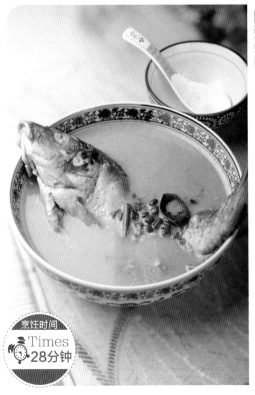

烹饪时间 Times 28分钟

陈皮红豆鲤鱼汤

◎口味：鲜　◎烹饪方法：煮

原料

鲤鱼肉350克，红豆60克，姜片、葱段、陈皮各少许

调料

盐、鸡粉各2克，料酒4毫升，食用油适量

做法

1.用油起锅，放入洗净的鲤鱼肉，轻轻移动鱼身，用中小火煎至两面断生。2.撒上姜片，爆香，注入适量开水，倒入洗净的红豆，撒上葱段。3.淋入适量料酒，放入洗净的陈皮，烧开后用小火煮约25分钟，至食材熟透。4.揭盖，撇去浮沫，加入少许盐、鸡粉，拌匀调味，续煮片刻至食材入味。关火后盛出即成。

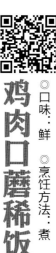

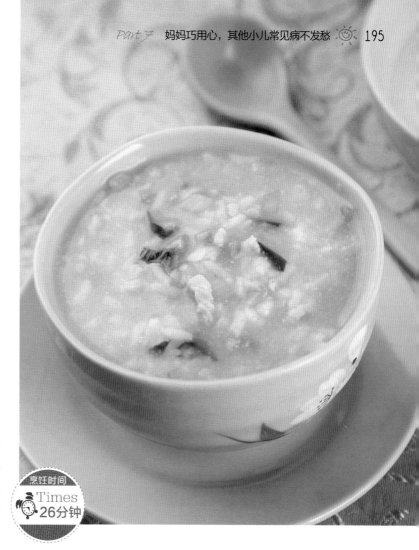

鸡肉口蘑稀饭

◎口味：鲜 ◎烹饪方法：煮

🍄 **原料**

鸡胸肉90克，口蘑30克，上海青35克，奶油15克，米饭160克，鸡汤200毫升

烹饪时间
Times
26分钟

🥘 **做 法**

1. 洗净的口蘑切条，再切成小丁块；上海青切去根部，改切成丁；鸡胸肉切成丁。
2. 砂锅置于火上，倒入奶油，翻炒至溶化，再倒入切好的鸡胸肉，炒匀、炒香。
3. 放入切好的口蘑，炒匀，加入鸡汤，搅拌匀，倒入米饭，炒匀、炒散。
4. 盖上盖，烧开后用小火煮约20分钟，揭盖，放入上海青，续煮至食材熟透。关火后盛出煮好的稀饭即可。

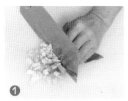
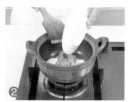
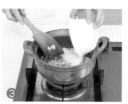
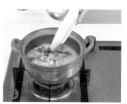

🔘 **制作指导：**口蘑具有润肠通便、增强免疫力、加速代谢等功效，煮之前最好先泡发，更易入味。

薏米山药饭

◎口味: 清淡　◎烹饪方法: 煮

◎ 原 料

水发大米160克，水发薏米100克，山药160克

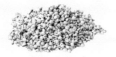 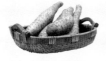

◎ 做 法

1.将洗净去皮的山药切成丁，备用。2.砂锅中注入适量清水烧开。3.倒入洗好的大米、薏米，放入切好的山药，拌匀。4.盖上锅盖，煮开后用小火煮30分钟至食材熟透。5.关火，盛出煮好的粥，装入碗中即可。

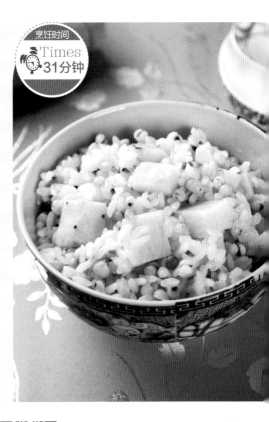

茼蒿黑木耳炒肉

◎口味: 鲜　◎烹饪方法: 炒

◎ 原 料

茼蒿100克，瘦肉90克，彩椒50克，水发木耳45克，姜片、蒜末、葱段各少许

◎ 调 料

盐3克，鸡粉2克，料酒4毫升，生抽5毫升，水淀粉、食用油各适量

◎ 做 法

1.瘦肉切片，装入碗中，加入调料，腌渍约10分钟。2.锅中注水烧开，加入少许盐、木耳、彩椒，搅拌匀，煮约半分钟，捞出。3.用油起锅，放入葱姜蒜，爆香，倒入腌渍好的肉片，炒至变色；加茼蒿，翻炒后注入水，下入焯过水的食材，加盐、鸡粉、水淀粉，炒匀调味。4.关火后盛出炒好的菜肴即成。

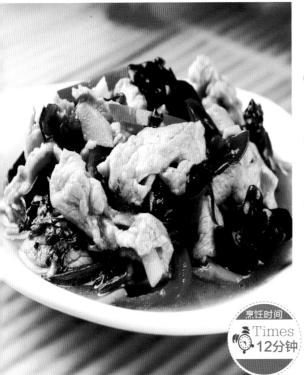

南瓜红枣豆浆

◎口味：清淡　◎烹饪方法：煮

烹饪时间
Times
17分钟

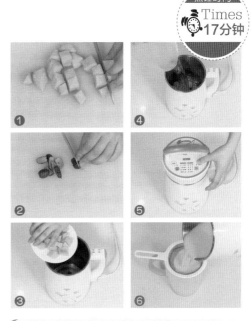

❶ ❹ ❷ ❺ ❸ ❻

◎ 原 料

南瓜60克，红枣15克，水发黄豆65克

◎ 做 法

1.洗净去皮的南瓜成块。

2.洗好的红枣切开，去核，再切成小块。

3.把切好的红枣放入豆浆机中，再倒入南瓜块和洗净的黄豆。

4.注入适量清水，至水位线即可。

5.盖上豆浆机机头，选择"五谷"程序，开始打浆，待豆浆机运转约15分钟，即成豆浆。

6.将豆浆机断电，取下机头，把煮好的豆浆用滤网过滤，倒入碗中，用汤匙捞去浮沫即可。

◎ 制作指导：南瓜尽量切得小一些，更易打碎。若是月龄较小的宝宝食用，可先将南瓜蒸熟再打浆，更易消化。

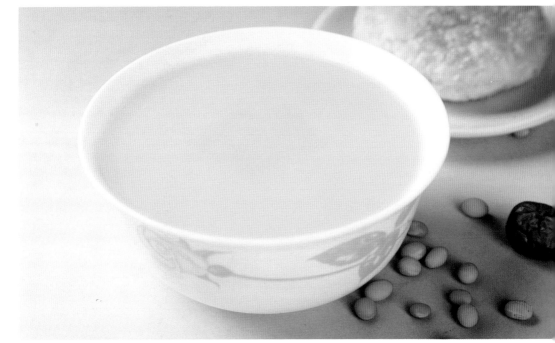

香菇蒸鸽子

◎口味: 鲜　◎烹饪方法: 蒸

🌸 **原 料**

鸽子肉350克，鲜香菇40克，红枣20克，姜片、葱花各少许

🔒 **调 料**

盐、鸡粉各2克，生粉10克，生抽、料酒、芝麻油、食用油各适量

🍳 **做 法**

1.将洗净的香菇切粗丝，待用。

2.将洗净的红枣去核，鸽子肉斩成小块。

3.把肉块装入碗中，加入鸡粉、盐、生抽、料酒、姜片、红枣肉、香菇丝。

4.再撒上少许生粉，拌匀上浆，淋入芝麻油，腌渍一会儿，至鸽肉入味。

5.取一个蒸盘，倒入腌好的食材，放入蒸锅中，用中火蒸约15分钟，至食材熟透。

6.关火后揭开盖，取出蒸好的菜肴，趁热撒上葱花，浇上热油即成。

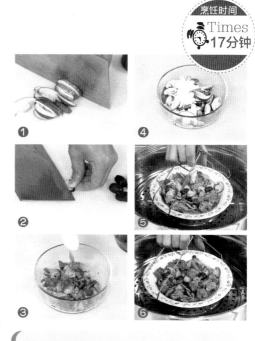

💡 **制作指导**: 蒸之前，可先在蒸盘上刷一层食用油，再放入食材，可以使蒸好的食材口感更好。

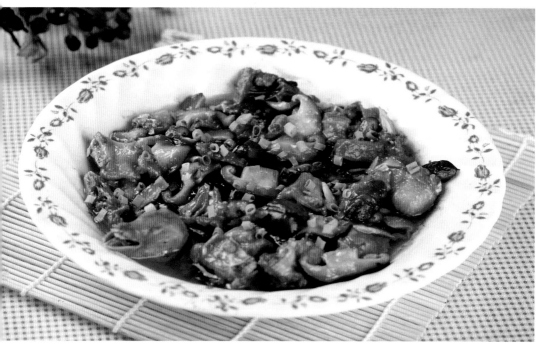

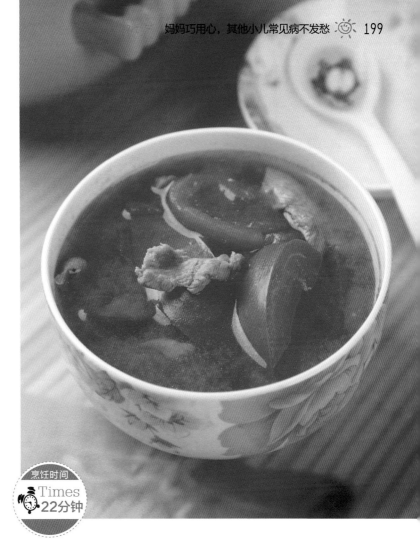

羊肉西红柿汤

◎口味：鲜　◎烹饪方法：煮

烹饪时间
Times
22分钟

◉ 原料

羊肉、西红柿各100克

◉ 调料

盐2克，鸡粉3克，芝麻油适量

◉ 做法

1. 砂锅中注入适量高汤煮沸，放入洗净切片的羊肉，倒入洗好切瓣的西红柿，拌匀。
2. 盖上锅盖，用小火煮约20分钟至熟。
3. 揭开锅盖，放入少许盐、鸡粉，搅拌均匀，淋入适量芝麻油。
4. 用勺搅拌均匀，续煮一会，至食材入味。关火后盛出煮好的汤料，装入碗中即可。

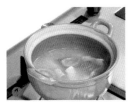
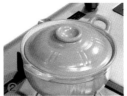
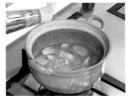
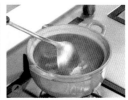

◉ **制作指导**：羊肉膻味大，会影响孩子的食欲。所以，在煮羊肉之前，先用姜片涂抹羊肉，然后将姜片与羊肉同煮，能有效去除膻味。

多汗

小儿多汗是指病态性的自汗及盗汗。患儿通常在安静状态下，即使室温不高也出汗不止，甚至大汗淋漓。小儿新陈代谢旺盛，活动量大，尤其是婴幼儿皮肤含水量较高，皮肤表层微血管分布多，由皮肤蒸发的水分也多，继而引起小儿多汗。

饮食调养

1.宜食滋阴的食物。中医认为，盗汗是由于阴阳失调、腠理不固而致汗液外泄失常，属阴虚症状。故在日常生活中，应注意多食用一些养阴生津的食物。
2.多食健脾食物。经常食用健脾食物，能提高消化系统功能，增强患儿体质，减轻出汗现象。但不宜食用蒸、炒、煮等常规烹饪手段以外的食品。

预防护理

1.衣被不宜过厚。患儿的内衣宜选择透气性好、吸水性强的棉质衣料，尤其冬天不要穿得过厚，否则容易出汗，加重病症。
2.注意身体清洁。患儿应勤洗澡，以保持皮肤清洁，过多的汗液积聚，容易导致皮肤溃烂并引发皮肤感染。如条件不允许，可以进行擦浴，以保证不让汗液伤害患儿皮肤。

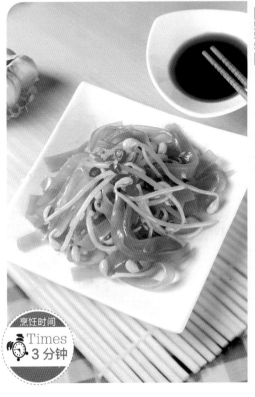

烹饪时间
Times
3分钟

豆芽拌粉条

◎口味：辣　◎烹饪方法：拌

原料

水发红薯宽粉280克，黄豆芽100克，朝天椒20克，蒜末少许

调料

亚麻籽油适量，盐、鸡粉各2克，生抽、陈醋各3毫升，辣椒油2毫升

做法

1.洗净的黄豆芽去根部，粉条切段，朝天椒切圈。2.锅中注水烧开，放适量盐、亚麻籽油，倒入豆芽、粉条，煮约1分钟，捞出，沥干水。3.把豆芽和粉条装入碗中，加入朝天椒、蒜末、盐、鸡粉、生抽、陈醋、亚麻籽油、辣椒油，拌匀后盛出装盘即可。

红米绿豆银耳羹

◎口味：甜　◎烹饪方法：煮

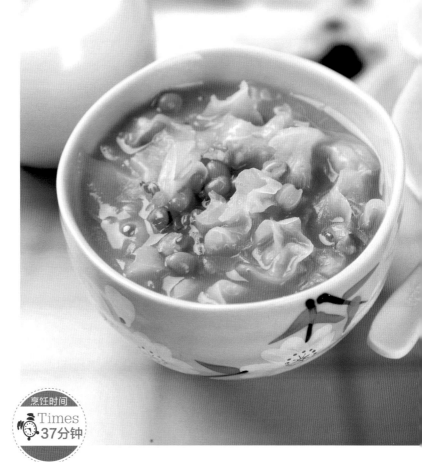

烹饪时间
Times
37分钟

🍄 原料

水发银耳230克，
水发绿豆200克，
水发红米100克

调料

白糖6克

做法

1. 砂锅置于火上，注入适量清水，用大火烧热。
2. 倒入洗净的红米、绿豆，放入备好的银耳，搅散。
3. 盖上盖，烧开后转小火煮约40分钟，至食材熟透。
4. 揭盖，撒上适量白糖，用中火煮至溶化。关火后盛出，装入碗中即可。

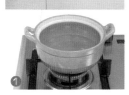
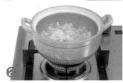
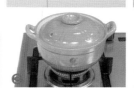
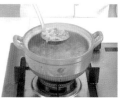

◎ **制作指导：** 绿豆和红米都不易煮熟，可提前泡发或烹煮的时间可适当长一些，这样成品的口感会更佳。

核桃蒸蛋羹

◎口味: 清淡　◎烹饪方法: 蒸

烹饪时间
Times
9分钟

原料

鸡蛋2个，核桃仁3个，红糖15克，黄酒5毫升

做法

1.备一碗，倒入温水、红糖，搅拌至溶化。
2.另备碗，打散鸡蛋至起泡，加入黄酒、红糖水，拌匀。3.蒸锅中注入适量清水，上火烧开，放入打好的蛋液，用中火蒸约8分钟，至鸡蛋熟透。4.取出蒸好的蛋羹，撒上打碎的核桃末即可。

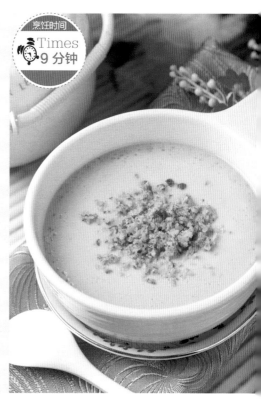

南瓜糯米燕麦粥

◎口味: 甜　◎烹饪方法: 煮

原料

水发燕麦120克，水发糯米90克，南瓜80克

调料

白糖4克

做法

1.洗净的南瓜切开，去皮，再切成小块，备用。2.砂锅中注入适量清水烧热，倒入燕麦、糯米、南瓜，搅拌均匀。3.烧开后用小火煮约40分钟至食材熟软，加入适量白糖，搅拌匀，煮至白糖溶化。4.关火后盛出煮好的粥，装入碗中即可。

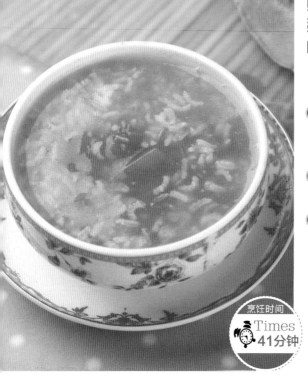

烹饪时间
Times
41分钟

红薯炒牛肉

◎口味: 咸　◎烹饪方法: 炒

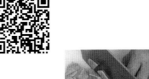

烹饪时间
Times
12分钟

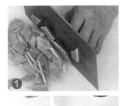
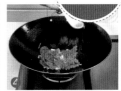
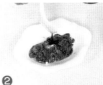
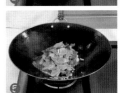
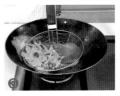
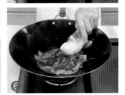

原 料

牛肉200克，红薯100克，青椒、红椒各20克，姜片、蒜末、葱白各少许

调 料

盐4克，食粉、鸡粉、味精各适量，生抽3毫升，料酒4毫升，水淀粉10毫升，食用油适量

做 法

1. 把去皮洗净的红薯斜刀切成片。
2. 牛肉切片，放碗中，加食粉、生抽、盐、味精、食用油，腌渍约10分钟。
3. 开水锅中，将红薯、青椒、红椒、牛肉分别焯水后捞出。
4. 用油起锅，倒入姜片、蒜末、葱白，爆香，再倒入牛肉、料酒，翻炒均匀。
5. 倒入红薯、青椒、红椒，炒匀。
6. 加生抽、盐、鸡粉、水淀粉，炒匀即可。

> 制作指导: 牛肉的纤维组织较粗，结缔组织比较多，应横切，将长纤维切断，不能顺着纤维组织切，否则不仅没法入味，还不易嚼烂。

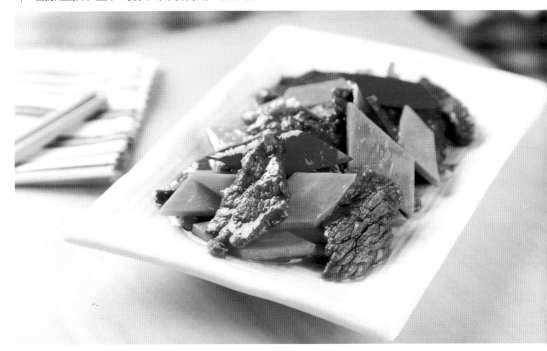

葛根粉核桃芝麻糊

◎口味: 甜　◎烹饪方法: 煮

🌰 **原 料**

黑芝麻40克，核桃仁45克，葛根粉20克

🥄 **调 料**

白糖适量

🍴 **做 法**

1.炒锅置于火上烧热，倒入黑芝麻、核桃仁，用中火炒干水分，盛出待用。

2.取榨汁机，选择干磨刀座组合，放入黑芝麻、核桃仁，拧紧。

3.将材料磨成细粉后取出。

4.葛根粉中，加少许清水调匀。

5.锅中注入适量清水烧开，倒入磨好的芝麻核桃粉，加入白糖，拌匀，煮至白糖溶化，倒入调好的葛根粉。

6.搅拌均匀，煮至糊状，关火后盛出煮好的芝麻糊，装入碗中即可。

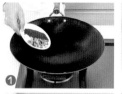
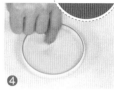
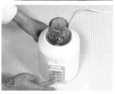
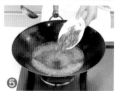
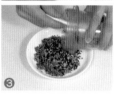
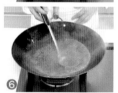

◎ **制作指导**: 黑芝麻与核桃仁非常容易炒糊，所以，炒黑芝麻和核桃仁的时间不宜太长，待水分炒干即可。

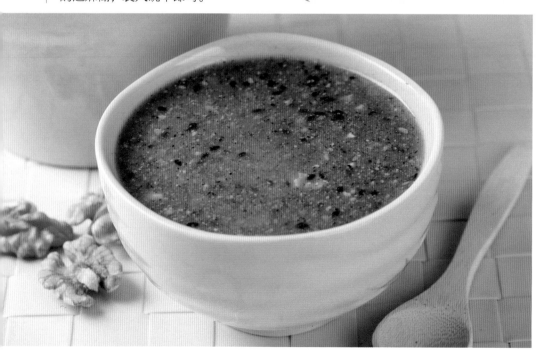

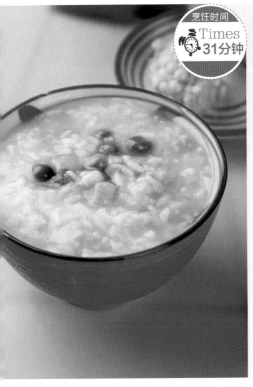

烹饪时间 Times 31分钟

香蕉玉米豌豆粥

◎口味：清淡　◎烹饪方法：煮

◆ 原 料

水发大米80克，香蕉70克，玉米粒30克，豌豆55克

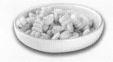

◆ 做 法

1.洗净的香蕉去除果皮，把果肉切成丁，备用。2.砂锅中注入适量清水烧开，倒入洗好的大米，搅拌匀。3.放入洗净的玉米粒、豌豆，拌匀，烧开后转小火煮约30分钟，至食材熟软。4.揭盖，倒入香蕉，拌匀，关火后盛出煮好的粥即可。

薏米黑豆浆

◎口味：清淡　◎烹饪方法：煮

◆ 原 料

水发薏米、水发黑豆各50克

◆ 调 料

白糖8克

◆ 做 法

1.取豆浆机，倒入洗好的黑豆、薏米。2.加入少许白糖，注入适量清水，至水位线即可。3.盖上豆浆机机头，选择"五谷"程序，开始打浆，待豆浆机运转约25分钟，即成豆浆。4.断电后取下机头，倒出豆浆，滤入容器中。5.将滤好的豆浆倒入碗中，待稍微放凉后即可食用。

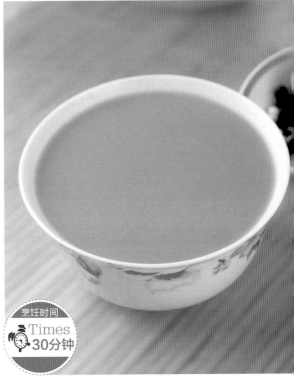

烹饪时间 Times 30分钟

中耳炎

中耳炎是中耳内发生细菌感染所致，分为急性和慢性两种。其中，急性中耳炎多见于儿童。小儿机体抵抗力较弱，患上呼吸道感染疾病和某些传染病，如麻疹、猩红热、流感等常常会引起鼻咽部的分泌物增多，进而导致急性化脓性中耳炎。

饮食调养

1.饮食宜清淡。宜吃易咀嚼、易消化、营养丰富的食物，如米粥、馒头、牛奶、豆腐、豆浆等。

2.多吃具有清热消炎作用的新鲜蔬菜，如芹菜、丝瓜、荠菜、黄瓜、苦瓜等。

3.避免食用坚硬难咀嚼的食物，如花生仁、西瓜子、开心果、油条等。

预防护理

1.注意保暖，积极预防感冒，防止因感冒而引起的中耳炎。

2.小儿患感冒，尤其是有鼻塞症状时，家长切勿轻视，要及早治疗，以免加重中耳炎病情。

3.对于较大的儿童，要指导其正确的擤鼻涕方法，即交替将左右鼻翼压向鼻中隔，不要用手捏紧双侧鼻孔擤鼻涕，以免增加鼻、咽部压力。

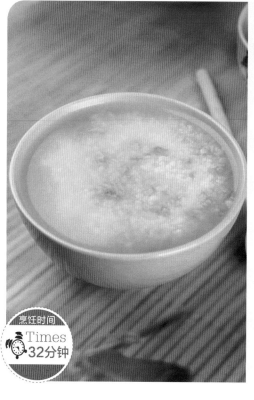

烹饪时间 Times 32分钟

板栗雪梨稀粥

◎口味: 甜　◎烹饪方法: 煮

◎原料

水发米碎100克，雪梨75克，板栗肉40克

◎做法

1.将洗净的板栗肉切碎；雪梨切开，去核，再切小块。2.取榨汁机，选择搅拌刀座组合，倒入雪梨块、开水，选择"榨汁"功能，榨取汁水。断电后将汁水滤入碗中，待用。3.砂锅中注入适量清水烧开，倒入板栗、米碎，拌匀，烧开后改用小火煮至食材熟软。4.倒入雪梨汁，用大火煮至沸。5.关火后盛出煮好的雪梨稀粥即可。

草菇扒芥菜

◎口味: 咸　◎烹饪方法: 焖

烹饪时间
Times
7分钟

❀ 原 料

芥菜300克，草菇200克，胡萝卜片30克，蒜片少许

⬚ 调 料

盐2克，鸡粉1克，生抽5毫升，水淀粉、芝麻油、食用油各适量

◉ 做 法

1. 将草菇切十字花刀，芥菜梗切块。
2. 沸水锅中倒入切好的草菇，焯煮至断生，捞出，装盘待用。
3. 再往锅中倒入切好的芥菜，加入盐、食用油，余煮至断生，捞出，装盘待用。
4. 用油起锅，倒入蒜片，放入胡萝卜片、生抽、清水、草菇、盐、鸡粉，炒匀。
5. 加盖，用中火焖5分钟至入味。
6. 揭盖，用水淀粉勾芡，淋入芝麻油，炒匀。关火后盛出，放在芥菜上即可。

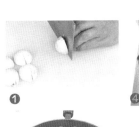
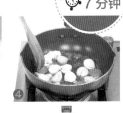
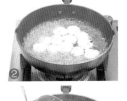
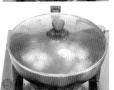
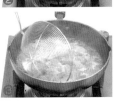
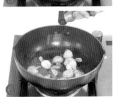

◉ 制作指导: 生抽本身有咸味和鲜味，可少放盐和鸡粉。草菇无论鲜品还是干品都不宜浸泡时间过长。

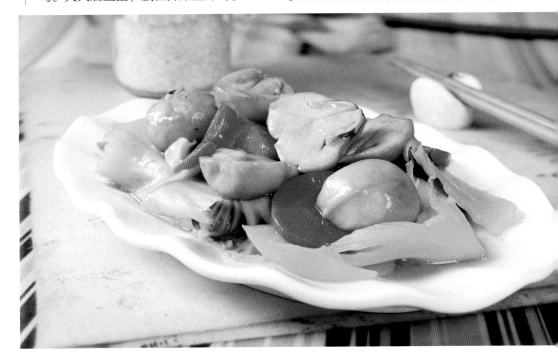

山药粥

◎口味: 清淡　　◎烹饪方法: 煮

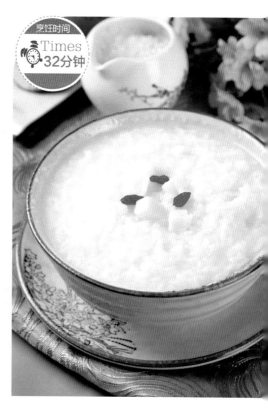

烹饪时间
Times
32分钟

🥦 原料

大米150克, 山药80克, 枸杞子少许

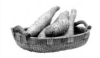

🥄 做法

1.洗净去皮的山药切片, 再切条, 改切成丁。2.砂锅中注入适量的清水, 大火烧热。3.倒入洗净的大米、山药, 搅拌片刻, 大火烧开后转小火煮30分钟, 至食材熟透。4.用勺搅拌片刻, 将粥盛出装入碗中, 点缀上枸杞子即可。

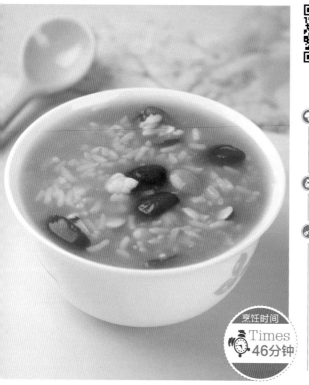

烹饪时间
Times
46分钟

芡实花生红枣粥

◎口味: 清淡　　◎烹饪方法: 煮

🥦 原料

水发大米150克, 水发芡实85克, 水发花生米65克, 红枣15克

🔒 调料

红糖25克

🥄 做法

1.洗净的红枣切开, 去核, 备用。2.砂锅中注入适量清水烧开, 倒入芡实、红枣、花生, 用中火煮约15分钟至其变软。3.倒入备好的大米, 搅拌片刻, 用小火续煮约30分钟至其熟软。4.加入适量红糖, 搅拌至溶化。将煮好的粥盛出, 装入碗中即可。

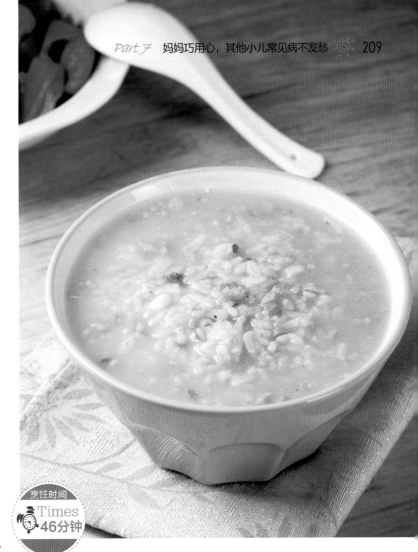

薏米核桃粥

◎口味：清淡　◎烹饪方法：煮

烹饪时间
Times
46分钟

原 料

水发大米120克，
薏米45克，核桃
仁20克

做 法

1. 砂锅中注入适量清水烧开，倒入备好的薏米、核桃碎。
2. 放入洗净的大米，拌匀。
3. 盖上盖，烧开后用小火煮约45分钟至食材熟透。
4. 揭开盖，搅拌几下。关火后盛出煮好的粥即可。

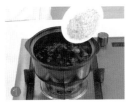 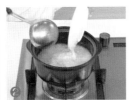 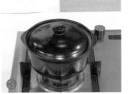 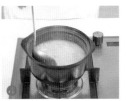

制作指导：将薏米装进塑料袋中，放进冰箱冷冻室冷冻一个星期，需要吃的时候拿出来再煮，这样很容易煮烂。

桂圆百合茯苓粥

◎口味: 清淡　◎烹饪方法: 煮

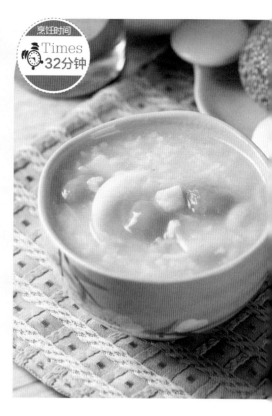

烹饪时间
Times
32分钟

原料

水发大米100克,桂圆肉、鲜百合、茯苓各少许

调料

盐少许

做法

1.砂锅中注入适量清水烧开,倒入洗净的大米,搅拌均匀,用大火煮沸,放入备好的桂圆肉、茯苓。2.转小火煮约30分钟至大米熟软。倒入洗净的百合,转大火后略煮片刻。3.加入少许盐,搅匀,至食材入味。关火后盛出煮好的粥即可。

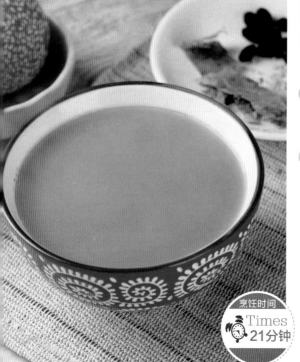

烹饪时间
Times
21分钟

荷叶小米黑豆豆浆

◎口味: 清淡　◎烹饪方法: 煮

原料

荷叶8克,小米35克,水发黑豆55克

做法

1.将小米倒入碗中,放入黄豆,加入适量清水,用手搓洗干净。2.将洗好的材料倒入滤网,沥干水分。3.把备好的荷叶、小米、黑豆倒入豆浆机中。4.注入适量清水,至水位线即可。5.盖上豆浆机机头,选择"五谷"程序,开始打浆;待豆浆机运转约20分钟,即成豆浆。6.将豆浆机断电,取下机头,把煮好的豆浆倒入滤网,滤入碗中,用汤匙撇去浮沫即可。

芹菜粥

◎口味: 清淡　◎烹饪方法: 煮

烹饪时间
Times
46分钟

原 料

嫩芹菜30克，大米250克

调 料

白糖少许

做 法

1. 洗好的芹菜切小段，备用。
2. 砂锅中注入适量清水烧热，倒入洗好的大米，搅拌均匀。
3. 盖上盖，用大火煮开后转小火煮40分钟至大米熟软。
4. 揭盖，倒入切好的芹菜梗，拌匀。
5. 加入备好的白糖，拌匀，略煮一会儿至芹菜熟软。
6. 关火后盛出煮好的粥，装入碗中，撒上少许芹菜叶即可。

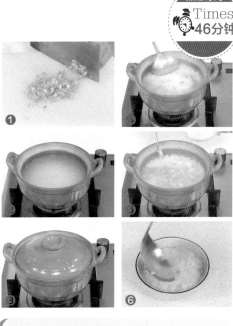

◎ 制作指导: 大米洗净后，用水浸泡一会儿再煮，这样能让粥的口感软糯。在煮好的粥中加入少许芝麻油，粥的味道会更好。

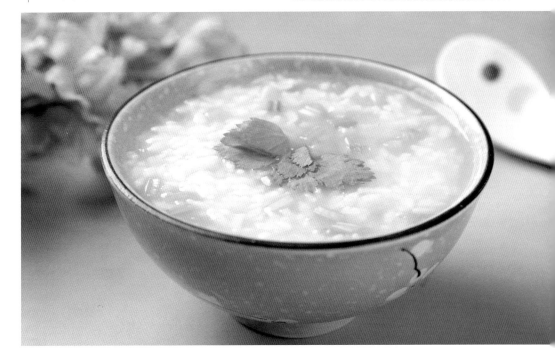

红眼病

出血性结膜炎是一种暴发流行的、剧烈的急性结膜炎，俗称"红眼病"，多发生于夏秋季节。该病发病急、传染性强、刺激症状重，临床表现为结膜高度充血、水肿，合并结膜下出血、角膜损害及耳前淋巴腺肿大。

饮食调养

1.宜吃清凉散热之品。如柿子、甘蔗、香蕉、茭白、冬瓜、苦瓜、丝瓜、鲜藕、西瓜、菊花及绿豆等食物，都对红眼病具有一定的辅助治疗作用。
2.忌腥膻发物。患儿应忌食蟹、虾、羊肉之类腥膻发物。
3.忌食辛辣之品。如洋葱、葱、芥末等辛辣之品，会影响患儿康复。

预防护理

1.患儿使用过的毛巾、手帕和脸盆要用沸水消毒，晒干后再用，并为他准备专用的洗漱用具。
2.开放患眼，不要遮盖，否则眼分泌物不能排出，反而加重病情。
3.平时教育孩子不要用脏手揉眼睛，勤剪指甲，饭前便后要洗手，在红眼病流行期间应尽量不去公共场所。

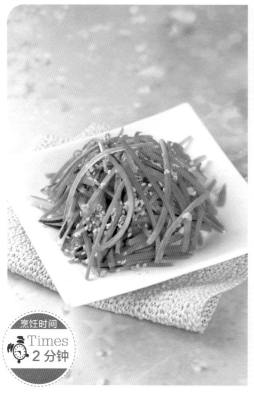

烹饪时间 Times 2分钟

西瓜翠衣拌胡萝卜

◎口味：清淡　◎烹饪方法：拌

原料

西瓜皮、胡萝卜各200克，熟白芝麻、蒜末各少许

调料

盐2克，白糖4克，陈醋8毫升，食用油适量

做法

1.胡萝卜洗净去皮，切成丝；西瓜皮切丝。2.锅中注水烧开，放入食用油，倒入胡萝卜，略煮片刻，再倒入西瓜皮，煮半分钟后捞出，沥干，备用。3.将焯好的胡萝卜和西瓜皮放入碗中，加入蒜末、适量盐、白糖，淋入陈醋，用筷子拌匀，使其入味。4.将拌好的食材装盘，撒上白芝麻即可食用。

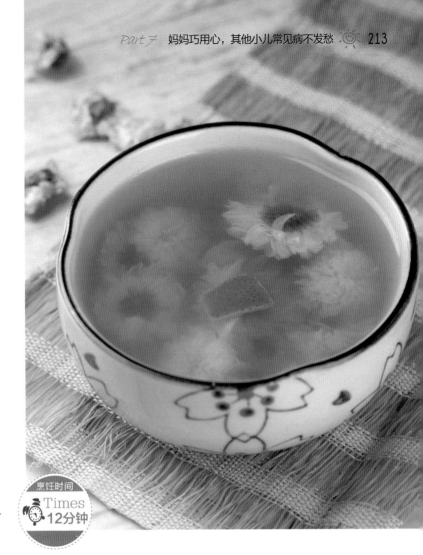

山楂菊花茶

◎口味：酸 ◎烹饪方法：煮

原料

鲜山楂90克，干菊花15克

烹饪时间
Times
12分钟

做法

1. 将洗净的山楂去除头尾，再切开；去除果核，把果肉切成小块，备用。

2. 砂锅中注入适量清水烧开，倒入洗净的干菊花，放入山楂，搅拌匀。

3. 盖上盖，煮沸后用小火炖煮约10分钟，至食材析出营养物质。

4. 揭盖，转大火，略微搅拌一会儿。关火后盛出煮好的菊花茶，装入汤碗中，稍微冷却后饮用即可。

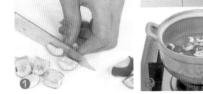
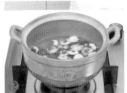
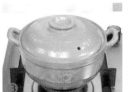
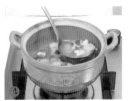

制作指导：山楂味酸，饮用前加入少许白糖拌匀，可以改善口感。处在萌芽期或换牙期的孩子不宜过量食用山楂制品。

决明子海带汤

◎口味: 鲜　◎烹饪方法: 煮

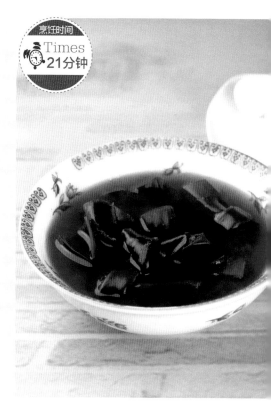

烹饪时间
Times
21分钟

○ 原 料

决明子16克，海带150克

○ 调 料

盐、鸡粉各2克

○ 做 法

1.海带切块，卷成长条状打成海带结备用。
2.砂锅中注入适量清水烧开，倒入决明子，
放入海带结，烧开后改用小火煮20分钟，至
食材熟透。3.揭盖，加入少许盐、鸡粉，搅
匀调味。关火后将煮好的汤料盛出，装入碗
中即可。

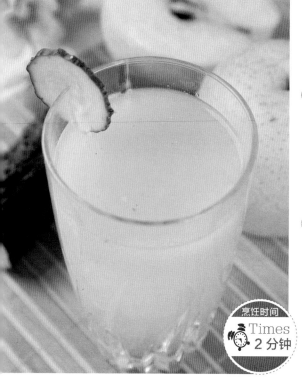

黄瓜雪梨汁

◎口味: 甜　◎烹饪方法: 榨汁

○ 原 料

黄瓜120克，雪梨130克

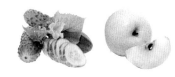

○ 做 法

1.洗好的雪梨切瓣，去核，去皮，切
小块；洗净的黄瓜切成丁，备用。2.取
榨汁机，选择"搅拌"刀座组合，将切
好的雪梨、黄瓜倒入搅拌杯中。加入适
量矿泉水。3.盖上盖，选择"榨汁"功
能，榨取果汁。4.断电后揭开盖子，将
榨好的果汁倒入杯中即可。

烹饪时间
Times
2分钟

红豆煮苦瓜

◎口味: 鲜　◎烹饪方法: 煮

烹饪时间
Times
73分钟

 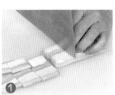 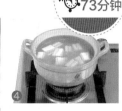 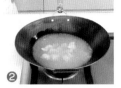 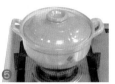 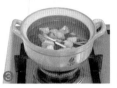 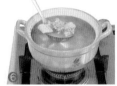

🥬 原 料

水发红豆200克，猪骨300克，苦瓜100克，姜片、葱段各少许

🧂 调 料

盐3克，鸡粉2克，料酒适量

🍲 做 法

1. 苦瓜切开，去瓤，再切成小块。
2. 锅中注水烧开，倒入猪骨、料酒，略煮，汆去血水，捞出。
3. 砂锅中注水烧开，倒入红豆、猪骨，放入姜片、葱段，淋入料酒，拌匀。
4. 用大火煮开后转小火煮40分钟，倒入苦瓜块，拌匀。
5. 再盖上盖，续煮30分钟至食材熟透。
6. 揭盖，放入盐、鸡粉，拌匀调味。关火后盛出炖煮好的菜肴，装入碗中即可。

◎ 制作指导: 煮汤时不要在中途添加冷水，因为猪骨中的蛋白质在高温加热情况下，骤然遇冷，容易凝固，食用后不易消化吸收。

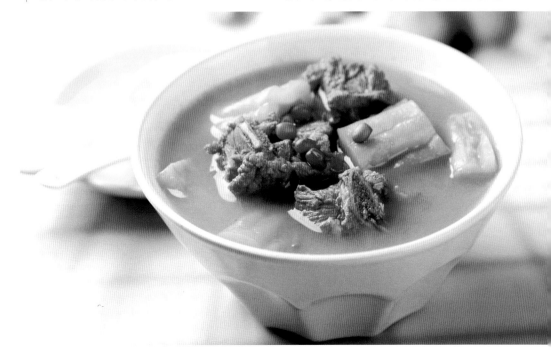

荷叶薏米茶

◎口味: 甜　◎烹饪方法: 煮

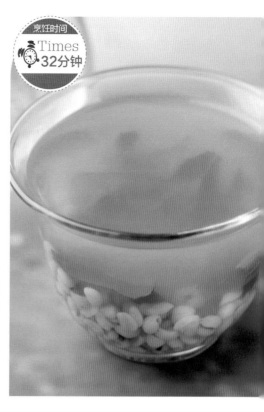

烹饪时间 Times 32分钟

◎原料

水发薏米80克，荷叶碎5克

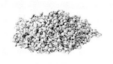

◎调料

蜂蜜少许

◎做法

1.砂锅中注入适量清水烧开，倒入洗净的薏米、荷叶碎，搅拌匀。2.盖上盖，烧开后用小火煮约30分钟，至食材熟透。3.揭盖，加入适量蜂蜜，快速搅匀；转中火略煮，至蜂蜜完全溶化。4.关火后盛出煮好的薏米茶，装入茶杯中即成。

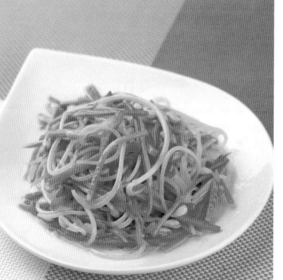

胡萝卜丝炒豆芽

◎口味: 清淡　◎烹饪方法: 炒

◎原料

胡萝卜80克，黄豆芽70克，蒜末少许

◎调料

盐、鸡粉各2克，水淀粉、食用油各适量

◎做法

1.去皮胡萝卜切成丝；锅中注水烧开，加食用油、胡萝卜，煮半分钟。2.倒入黄豆芽，搅一会儿，继续煮半分钟，捞出。3.锅中注油烧热，倒入蒜末、胡萝卜、黄豆芽，拌炒片刻。4.加入鸡粉、盐，翻炒至食材入味，再倒入水淀粉，快炒均匀。关火，盛出装盘即成。

烹饪时间 Times 3分钟

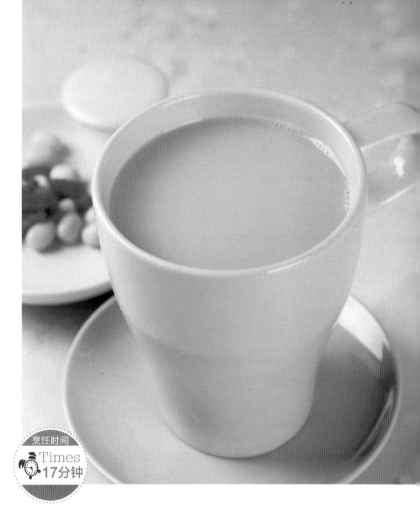

枸杞豆浆

◎口味：清淡 ◎烹饪方法：煮

原料

枸杞子30克，水发黄豆50克

烹饪时间
Times
17分钟

做法

1. 将洗净的枸杞子倒入豆浆机中，再倒入洗净的黄豆。
2. 注入适量清水，至水位线即可。
3. 盖上豆浆机机头，选择"五谷"程序，开始打浆，待豆浆机运转约15分钟，即成豆浆。
4. 将豆浆机断电，取下机头，把煮好的豆浆倒入滤网，滤取豆浆。将过滤好的豆浆倒入杯中，用汤匙撇去浮沫即可。

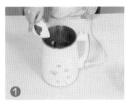 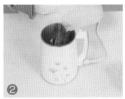 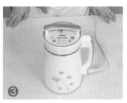 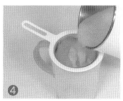

❶ ❷ ❸ ❹

◎制作指导： 枸杞子宜用温水泡发，这样豆浆的味道会更香甜；此外，枸杞子泡发前只需用流水冲洗即可，再将泡发的水一起倒入豆浆机中，营养会更好。

近视

小儿近视是指眼睛在调节放松时，平行光线通过眼的屈光系统屈折后点落在视网膜之前的一种屈光状态。譬如遗传基因，不正当的用眼，吃甜食过多，患麻疹等症引起眼球膨胀，眼球屈光度下降等因素都是造成近视的原因。

饮食调养

1.少吃甜食。过量食用甜食，易引起血钙不足，减弱眼球壁的弹性，易使眼轴生长，进而埋下近视的隐患。
2.多吃富含维生素A的食物，如动物的肝脏、鱼肝油等，有助于保护正常视力。
3.多吃富含维生素C的食物。维生素C可减弱光线与氧气对眼睛晶状体的损害。

预防护理

1.培养良好的用眼习惯，注意看书的姿势，多抬头眺望远方，放松眼肌。
2.用电脑或看电视时不能离得太近，并且使用时间不宜过长。
3.坚持做眼保健操，按节拍进行穴位按揉，以酸胀为度。
4.定期进行视力检查，及时纠正视力。

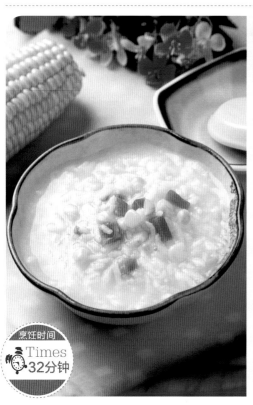

烹饪时间
Times
32分钟

玉米胡萝卜粥

◎口味：清淡　◎烹饪方法：煮

原料

玉米粒250克，胡萝卜240克，水发大米250克

做法

1.砂锅中注入适量的清水，用大火烧开。2.倒入备好的大米、胡萝卜、玉米，搅拌片刻。3.盖上锅盖，煮开后转小火煮约30分钟，至食材熟软。4.掀开锅盖，持续搅拌片刻。关火后将煮好的粥盛出，装入碗中即可。

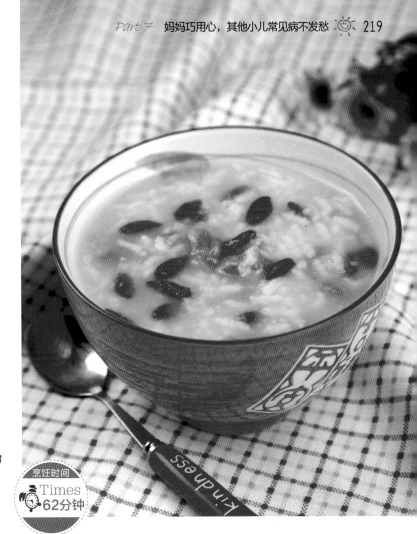

枸杞核桃粥

◎口味：甜　◎烹饪方法：煮

原料

水发粳米100克，核桃仁20克，枸杞子10克

调料

白糖10克

烹饪时间
Times
62分钟

做法

1. 砂锅中注入适量清水烧开；倒入备好的粳米，放入核桃仁，拌匀。
2. 盖上盖，烧开后用小火煮约60分钟，至食材熟透。
3. 揭盖，撒上洗净的枸杞子，加入少许白糖，搅拌匀，用中火略煮，至糖分溶化。
4. 关火后盛出煮好的枸杞子粥，装在碗中即可。

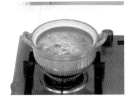 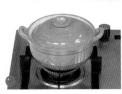 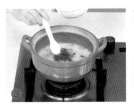 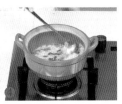

制作指导：大米在煮之前，浸泡的时间最好长一些，这样煮出来的粥更容易熟，且口感也会更松软，不会变成黏糊状。

桑葚粥

◎口味: 清淡　◎烹饪方法: 煮

烹饪时间
Times
35分钟

原料

桑葚干6克，水发大米150克

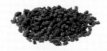

做法

1.砂锅中注入适量清水烧开，放入洗净的桑葚干。2.盖上盖，用大火煮15分钟，至其析出营养成分。3.揭开盖，捞出桑葚，倒入洗净的大米，搅散。4.盖上盖，烧开后用小火续煮约30分钟，至食材熟透。揭开盖，把煮好的桑葚粥盛出，装入碗中即可。

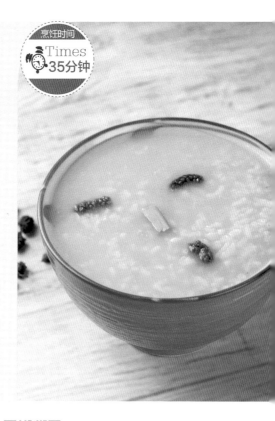

南瓜清炖牛肉

◎口味: 鲜　◎烹饪方法: 炖

原料

牛肉块300克，南瓜块280克，葱段、姜片各少许

调料

盐2克

做法

1.砂锅中注入适量清水，大火烧开，倒入南瓜、牛肉块、葱段、姜片，搅拌均匀。2.盖上盖，用大火烧开后转小火炖煮约2小时，至食材熟透。3.揭开盖，加入盐，搅拌均匀，用汤勺掠去浮沫。4.盛出煮好的汤料，装碗即可。

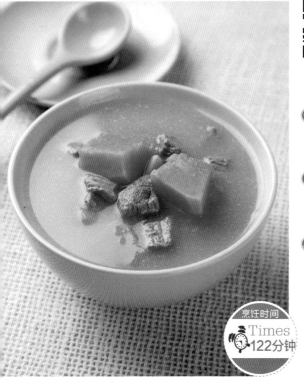

烹饪时间
Times
122分钟

滋补明目汤

◎口味: 鲜　　◎烹饪方法: 煮

烹饪时间
Times
14分钟

原 料

猪肝120克，苦瓜200克，姜片、葱花各少许

调 料

盐4克，鸡粉3克，料酒、食用油各适量

做 法

1.苦瓜切成片，装入碗中，加2克盐，倒入清水，抓匀。

2.猪肝切成片，装入碗中，加少许盐、鸡粉、料酒，抓匀，腌渍10分钟至入味。

3.锅中注入适量清水烧开，放入姜片、苦瓜，加入适量食用油。

4.盖上盖，用中火略煮至食材熟透。

5.揭盖，放入适量盐、鸡粉，拌匀调味。

6.倒入猪肝，拌匀，大火煮约1分钟至熟，将锅中汤料盛入碗中，撒上葱花即成。

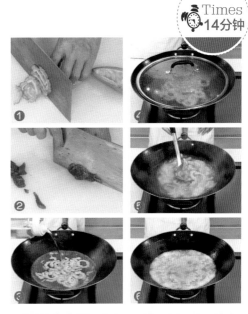

制作指导: 苦瓜口感爽脆，入锅后不宜煮制过久，以免过于熟烂，影响其口感，且使营养素流失。

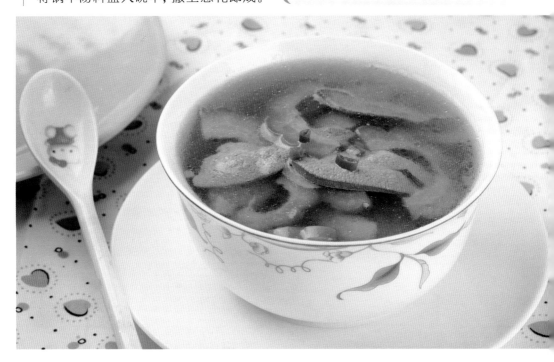

黑芝麻核桃粥

◎口味: 甜　◎烹饪方法: 煮

烹饪时间 Times 42分钟

原 料

黑芝麻15克, 核桃仁30克, 糙米120克

调 料

白糖6克

做 法

1.将核桃仁压碎, 倒入碗中, 待用。2.汤锅中注入适量清水, 用大火烧热, 倒入洗净的糙米, 拌匀。3.烧开后用小火煮30分钟至糙米熟软, 倒入核桃仁, 用小火煮10分钟至食材熟烂。4.倒入黑芝麻及适量白糖, 拌匀, 煮至白糖溶化。将粥盛出, 装入碗中即可。

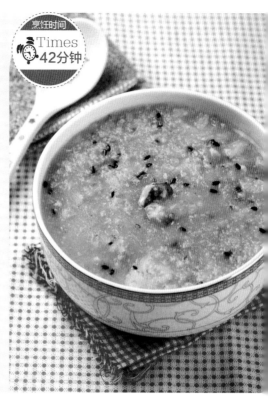

三丝紫菜汤

◎口味: 清淡　◎烹饪方法: 煮

原 料

香干150克, 鲜香菇50克, 水发紫菜100克, 姜丝、葱花各少许

调 料

盐、鸡粉各2克, 料酒4毫升, 胡椒粉少许, 食用油适量

做 法

1.香干、香菇切成丝。2.用油起锅, 放入少许姜丝, 爆香, 倒入香菇, 料酒, 炒香, 再倒入清水, 用大火煮约1分钟, 至沸, 倒入香干, 拌匀。3.加入备好的紫菜, 放入盐、鸡粉, 拌匀调味, 撒入少许胡椒粉, 煮沸。4.把煮好的汤料盛出, 装入汤碗中, 再撒上少许葱花即可。

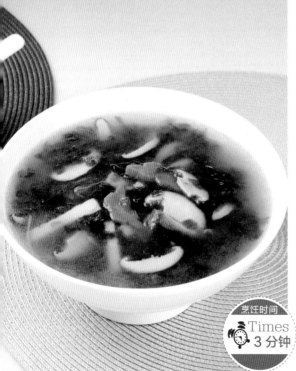

烹饪时间 Times 3分钟

菊花猪肝汤

◎口味：鲜　◎烹饪方法：煮

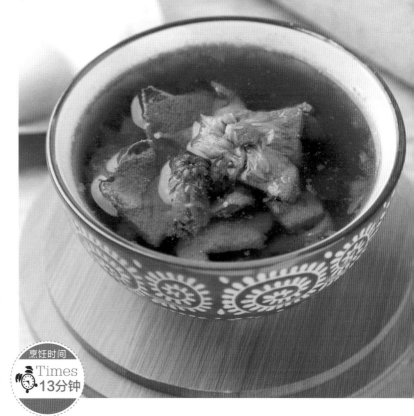

原料

猪肝100克，菊花
10克

调料

盐3克，料酒3毫
升，生粉2克，食
用油适量

烹饪时间
Times
13分钟

做法

1. 砂锅中注入适量高汤烧开，放入洗净的菊花，拌匀。
2. 盖上盖，用中火煮约10分钟，至散出花香。
3. 揭盖，放入已经切好并用盐、料酒、食用油、生粉腌好的猪肝，拌匀。
4. 盖上锅盖，用小火煮约2分钟，至猪肝变色，揭开锅盖，放入少许盐调味，拌煮片刻，至汤汁入味。关火后盛出煮好的汤料，装入碗中即可。

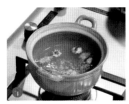 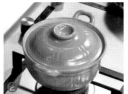 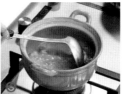 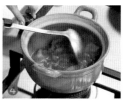

◎ **制作指导:** 在腌渍猪肝的时候，加入少许食用油，可促进机体对维生素A的吸收，增强养肝明目的功效。

小儿惊厥

小儿惊厥的发病率很高，5%～6%的小儿曾有过一次或多次惊厥。本病中医称惊风，无明显季节性，可发生于高热、中毒性细菌性疾病、乙型脑炎、原发性癫痫等多种疾病中。惊厥频繁发作或持续状态可使患儿遗留严重的后遗症。

饮食调养

1.小儿惊厥发作时，不能喂水和进食，以免发生窒息和吸入性肺炎。

2.及时为患儿补充营养。可以给患儿喂食鱼肝油、钙片及富含维生素B_1、维生素B_6、多种矿物质的食物，不能让小儿饥饿，以免发生低钙和低血糖性惊厥。

3.惊厥患儿不宜食用醋、巧克力、可乐等兴奋性食物。

预防护理

1.发热小儿，尤其既往有高热惊厥病史者，要及时控制体温。

2.惊厥发作的小儿切勿强制按压，以防骨折。要采取头侧位，保持呼吸通畅，及时清理鼻腔、口腔分泌物。另外，将压舌板用纱布包裹放在患儿上下牙齿之间，防治咬伤舌头。

3.注意避免小儿过度疲劳或过度兴奋，以免诱发惊厥发作。

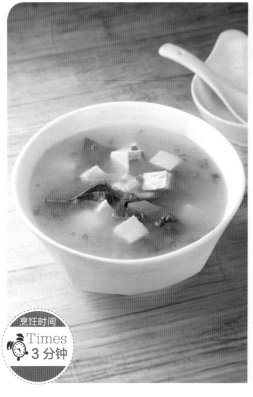

烹饪时间
Times
3分钟

莴笋猪血豆腐汤

◎口味：鲜　◎烹饪方法：炒

原料

莴笋100克，胡萝卜90克，猪血150克，豆腐200克，姜片、葱花各少许

调料

盐2克，鸡粉3克，胡椒粉少许，芝麻油2毫升，食用油适量

做法

1.去皮胡萝卜、莴笋切成片；豆腐、猪血切成小块。2.用油起锅，放入姜片，爆香，注水烧开，加入盐、鸡粉、莴笋、胡萝卜，拌匀。3.倒入豆腐块、猪血，中火煮至食材熟透。4.加入鸡粉、芝麻油，拌匀，至食材入味。关火后盛出煮好的汤料，撒上葱花即可。

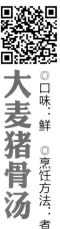

大麦猪骨汤

◎口味：鲜　◎烹饪方法：煮

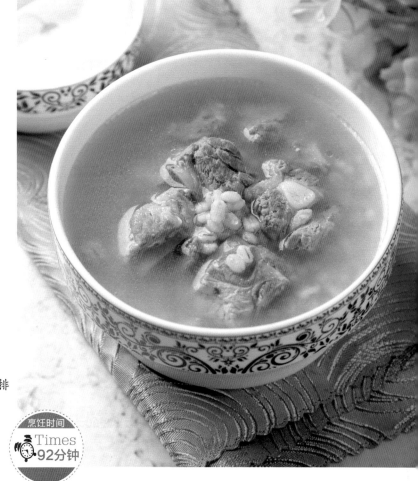

原料

水发大麦200克，排
骨250克

调料

盐2克，料酒适量

烹饪时间
Times
92分钟

做法

1. 锅中注水烧开，倒入洗净的猪骨，淋入料酒，汆煮片刻。

2. 关火，将汆煮好的猪骨捞出，装盘备用。

3. 砂锅中注入适量清水烧开，倒入猪骨、大米，淋入料酒，拌匀。

4. 盖上锅盖，大火煮开后转小火煮90分钟，至析出有效成分，揭盖，加入盐，拌匀。
关火后盛出煮好的汤，装入碗中即可。

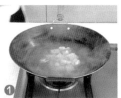
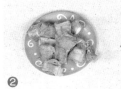
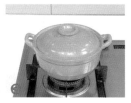
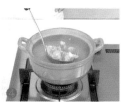

制作指导：汆煮排骨时，要等水烧开后再放入排骨；汤料即将出锅前放入调味料，这
样能锁住排骨的营养。

清蒸香菇鳕鱼

◎口味：鲜　◎烹饪方法：蒸

烹饪时间 Times 12分钟

原 料

鳕鱼肉150克，水发香菇55克，彩椒10克，姜丝、葱丝各少许

调 料

盐、鸡粉各2克，料酒4毫升

做 法

1.香菇用斜刀切片，彩椒切丝，改切成粒。

2.香菇片中加盐、鸡粉、料酒、姜丝，拌匀，再倒入彩椒粒，调成酱菜，待用。3.取一个蒸盘，放入洗净的鳕鱼肉，再倒入酱菜，堆放好。4.蒸锅上火烧开，放入蒸盘，中火蒸约10分钟至食材熟软。关火后取出蒸盘，撒上葱丝即可。

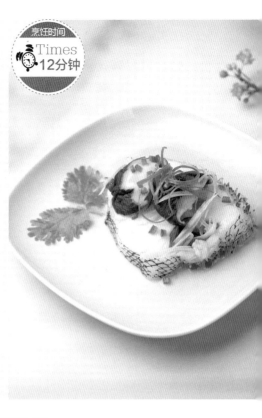

百合白果鸽子煲

◎口味：鲜　◎烹饪方法：炖

原 料

干百合30克，白果50克，鸽肉300克，姜片、葱段各少许

调 料

盐、鸡粉各2克，料酒10毫升

做 法

1.鸽肉斩成小块，倒入开水锅中，煮至沸，捞出。2.砂锅中注水烧开，放入洗净的干百合、白果，撒入姜片，倒入鸽肉，淋入料酒。3.烧开后用小火炖1小时，至食材熟烂，放入盐、鸡粉，搅拌片刻，至食材入味。4.将炖好的鸽子汤盛出，装入碗中即可。

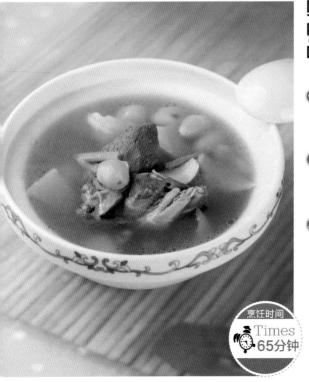

烹饪时间 Times 65分钟

鸡蛋木耳粥

◎口味: 鲜　　◎烹饪方法: 煮

烹饪时间
Times
42分钟

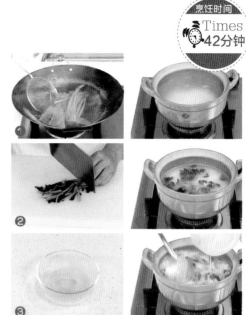

❷

❸

🍳 **原 料**

蛋液40克，大米200克，水发木耳10克，菠菜15克

🥣 **调 料**

盐、鸡粉各2克

🍲 **做 法**

1. 锅中注入适量清水烧开，倒入菠菜，略煮，捞出。
2. 把放凉的菠菜切成均匀的小段。
3. 鸡蛋打入碗中，搅散、调匀，制成蛋液，备用。
4. 砂锅中注水烧开，倒入大米，搅匀，烧开后转小火煮40分钟，至大米熟软。
5. 倒入洗好的木耳，续煮一会儿。
6. 加入盐、鸡粉，调味，倒入菠菜、蛋液，拌匀。关火后将粥盛入碗中即可。

◎ **制作指导**: 木耳泡发后可用流动水冲洗，这样更易清洗干净。此外，不宜食用新鲜的木耳，以免中毒。

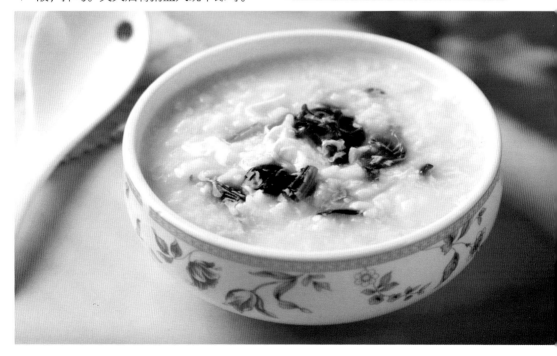

红枣牛奶饮

◎口味：甜　◎烹饪方法：煮

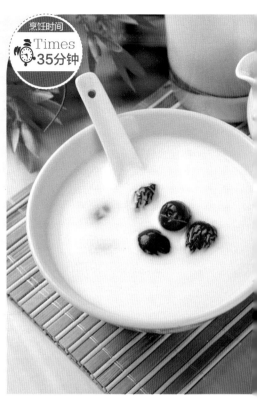

烹饪时间
Times
35分钟

原料

牛奶200毫升，红枣30克

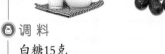

调料

白糖15克

做法

1.砂锅中注水烧开，倒入洗好的红枣，拌匀。2.盖上盖，用大火煮开后转小火续煮30分钟至熟软。3.揭盖，倒入牛奶，拌匀；加入白糖，搅拌至白糖溶化。4.盖上盖，续煮约3分钟，至入味；揭盖，关火后盛出煮好的牛奶饮，装碗即可。

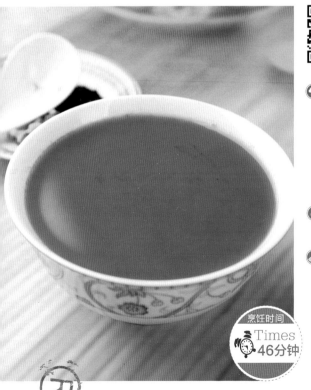

黑米核桃浆

◎口味：清淡　◎烹饪方法：煮

原料

水发黑米100克，核桃仁70克

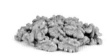

调料

冰糖30克

做法

1.取豆浆机，倒入洗净的黑米、核桃仁，放入冰糖，注入适量清水。2.盖上豆浆机机头，选择"五谷"程序，开始打浆。3.待豆浆机运转约45分钟，即成米浆。4.断电后取下机头，倒出米浆。装入碗中，待稍凉后即可饮用。

烹饪时间
Times
46分钟